浙派中医丛书

专题系列

主编

朱杭溢　竹剑平

温补学派

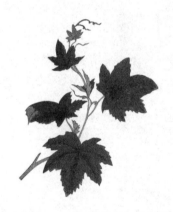

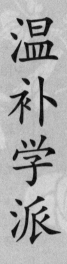

全国百佳图书出版单位

中国中医药出版社

·北京·

图书在版编目（CIP）数据

温补学派 / 朱杭溢 , 竹剑平主编 . -- 北京 : 中国
中医药出版社 , 2025. 1. -- (《浙派中医丛书》专题系
列).
ISBN 978-7-5132-9196-5

Ⅰ. R254.1; R212; R-092
中国国家版本馆 CIP 数据核字第 20259C9Y96 号

中国中医药出版社出版

北京经济技术开发区科创十三街 31 号院二区 8 号楼
邮政编码　100176
传真　010-64405721
廊坊市佳艺印务有限公司印刷
各地新华书店经销

开本 710×1000　1/16　印张 13.75　字数 201 千字
2025 年 1 月第 1 版　2025 年 1 月第 1 次印刷
书号　ISBN 978 - 7 - 5132 - 9196 - 5

定价　69.00 元
网址　www.cptcm.com

服 务 热 线　010-64405510
购 书 热 线　010-89535836
维 权 打 假　010-64405753

微信服务号　zgzyycbs
微商城网址　https://kdt.im/LIdUGr
官 方 微 博　http://e.weibo.com/cptcm
天猫旗舰店网址　https://zgzyycbs.tmall.com

如有印装质量问题请与本社出版部联系（010-64405510）

《浙派中医丛书》组织机构

指导委员会

主任委员　王仁元　曹启峰　谢国建　朱　炜　肖鲁伟
　　　　　　范永升　柴可群

副主任委员　蔡利辉　曾晓飞　胡智明　黄飞华　王晓鸣

委　　　员　陈良敏　郑名友　程　林　赵桂芝　姜　洋

专　家　组

组　　长　盛增秀　朱建平

副组长　肖鲁伟　范永升　连建伟　王晓鸣　刘时觉

成　　员（以姓氏笔画为序）
　　　　　　王　英　朱德明　竹剑平　江凌圳　沈钦荣
　　　　　　陈永灿　郑　洪　胡　滨

项目办公室

办公室　浙江省中医药研究院中医文献信息研究所

主　任　江凌圳

副主任　庄爱文　李晓寅

《浙派中医丛书》编委会

总　序

　　浙江位居我国东南沿海，地灵人杰，人文荟萃，文化底蕴十分深厚，素有"文化之邦"的美誉。就拿中医中药来说，在其发展的历史长河中，历代名家辈出，著述琳琅满目，取得了极其辉煌的成就。

　　由于浙江省地域不同，中医传承脉络有异，从而形成了一批各具特色的医学流派，使中医学术呈现出百花齐放、百家争鸣的繁荣景象。其中丹溪学派、温补学派、钱塘医派、永嘉医派、绍派伤寒等最负盛名，影响遍及海内外。临床各科更是异彩纷呈，涌现出诸多颇具名望的专科流派，如宁波宋氏妇科和董氏儿科、湖州凌氏针灸、武康姚氏世医、桐乡陈木扇女科、萧山竹林寺女科、绍兴三六九伤科，等等，至今仍为当地百姓的健康保驾护航，厥功甚伟。

　　值得一提的是，古往今来，浙江省中医药界还出现了为数众多的知名品牌，如著名道地药材"浙八味"，名老药店"胡庆余堂"等，更是名驰遐迩，誉享全国。由是观之，这些宝贵的学术流派和中医药财富，很值得传承与弘扬。

　　有鉴于此，浙江省中医药学会为发扬光大浙江省中医药学术流派精华，凝练浙江中医药学术流派的区域特点和学术内涵，由对浙江中医药学术流派有深入研究的浙江中医药大学原校长范永升教授亲自领衔，凝心聚力，集思广益，最终打出了"浙派中医"这面能代表浙江省中医药特色、优势和成就的大旗。此举，得到了浙江省委省政府、浙江省卫生健康委员会和浙江省中医药管理局的热情鼓励和大力支持。

《中共浙江省委 浙江省人民政府 关于促进中医药传承创新发展的实施意见》提出要"打造'浙派中医'文化品牌,实施'浙派中医'传承创新工程,深入开展中医药文化推进行动计划。加强中医药传统文献研究,编撰'浙派中医'系列丛书"。浙江省中医药学会先后在省内各地多次举办有关"浙派中医"的巡讲和培训等学术活动,气氛热烈,形势喜人。

浙江省中医药研究院中医文献信息研究所为贯彻习近平总书记关于中医药工作的重要论述精神和《中共浙江省委 浙江省人民政府 关于促进中医药传承创新发展的实施意见》,结合该所的专业特长,组织省内有关单位和人员,主动申报并承担了浙江省中医药科技计划"《浙派中医》系列研究丛书编撰工程",省中医药管理局将其列入中医药现代化专项。在课题实施过程中,项目组人员不辞辛劳,在广搜文献、深入调研的基础上,按《浙派中医丛书》编写计划,分原著系列、专题系列、品牌系列三大板块,殚心竭力地进行编撰出版,我感到非常欣慰。

我生在浙江,长在浙江,在浙江从事中医药事业已经五十余年,虽然年近九秩,但是继承发扬中医药的初心不改。我十分感谢为编写《浙派中医丛书》付出辛勤劳作的同志们。专著的陆续出版,必将为我省医学史的研究增添浓重一笔;必将会对我省乃至全国中医药学术流派的传承和创新起到促进作用。我更期望我省中医人努力奋斗,砥砺前行,将"浙派中医"的整理研究工作做得更好,把这张"金名片"擦得更亮,为建设浙江中医药强省做出更大的贡献。

葛琳仪

写于辛丑年孟春

注:葛琳仪,国医大师、浙江中医学院原院长。

前　言

　　"浙派中医"是浙江省中医学术流派的概称，是浙江省中医药学术的一张熠熠生辉的"金名片"。近年来，在上级主管部门的支持下，浙江省中医界正在开展规模宏大的浙派中医的传承和弘扬工作，根据浙江省卫生健康委员会、浙江省文化和旅游厅、浙江省中医药管理局印发的《浙江省中医药文化推进行动计划》（2019—2025 年）的通知精神，特别是主要任务中打造"浙派中医"文化品牌——编撰中医药文化丛书，梳理浙江中医药发展源流与脉络，整理医学文献古籍，出版浙江中医药文化、"浙派中医"历代文献精华、名医学术精华、流派世家研究精华、"浙产名药"博览等丛书，全面展现浙江中医药学术与文化成就。根据这一任务，2019 年浙江省中医药研究院中医文献信息研究所策划了《浙派中医丛书》（原著、专题、品牌系列）编撰工程，总体计划出书 60 种，得到浙江省中医药现代化专项的支持，立项（项目编号 2020ZX002）启动。

　　《浙派中医丛书》原著系列指对"浙派中医"历代文献精华，特别是重要的代表性古籍，按照中华中医药学会 2012 年版《中医古籍整理规范》进行整理研究，包括作者和成书考证、版本调研、原文标点、注释、校勘、学术思想研究等，形成传世、通行点校本，陆续出版，尤其是对从未整理过的善本、孤本进行影印出版，以期进一步整理研究；专题系列指对"浙派中医"的学派、医派、中医专科流派等进行系统介绍，深入挖掘其临床经验和学术思想，切实地做好文献为临床服务；品牌系列指将名医杨继洲、朱丹溪，名店胡庆余堂，名药"浙八味"等在浙江地域甚至国内外享有较高知名度的人、物进行整理研究编纂成书，突出文化内涵和打造文化品牌。

《浙派中医丛书》从 2020 年启动以来，得到了浙江省人民政府、浙江省卫生健康委员会、浙江省中医药管理局的大力支持，得到了浙江省内和国内对浙派中医有长期研究的文献整理研究人员的积极参与，涉及单位逾十家，作者上百位，大家有一个共同的心愿，就是要把"浙派中医"这张"金名片"擦得更亮，进一步提高浙江中医药大省在海内外的知名度和影响力。

2020 年至今，我们经历了新冠肺炎疫情，版本调研多次受阻，线下会议多次受影响，专家意见反复碰撞，尽管任务艰巨，但我们始终满怀信心，在反复沟通中摸索，在不断摸索中积累，继原著系列第一辑刊印出版后，原著系列第二辑、专题系列、品牌系列也陆续交稿，使《浙派中医丛书》三个系列均有代表著作问世。

还需要说明的是，本丛书专题系列由于各学术流派内容和特色有所不同，品牌系列亦存在类似情况，本着实事求是的原则，各书的体例不强求统一，酌情而定。

科学有险阻，苦战能过关。只要我们艰苦奋斗，协作攻关，《浙派中医丛书》的编撰工程，一定能胜利完成，殷切期望读者多提宝贵意见和建议，使我们将这项功在当代，利在千秋的大事做得更强更好。

《浙派中医丛书》编委会

2022 年 4 月

编写说明

　　浙江"温补学派"始于明代。因受河间、丹溪之学的影响，时医用药偏于苦寒，致使损伤脾胃、克伐真阳者众多，为纠时弊，以薛己为先导的一些医家，旗帜鲜明地对这种时弊提出批判，在继承李东垣脾胃学说的基础上，遥承王冰、钱乙，重视脾胃及肾中水火为肇始，从阴阳水火不足的角度探讨脏腑虚损的病机与辨证治疗，建立了以温养补虚为临床特色的辨治虚损病证的系列方法。他们的学术观点及临床经验，对后世具有深远的影响。为更好地继承发扬浙江"温补学派"的学术思想，特编写本书。

　　全书共分概述和代表医家两部分。概述，简要阐述了浙江"温补学派"的形成背景、学术渊源、学术成就及其对后世的影响；代表医家则选取虞抟、张景岳、赵献可、高鼓峰、吕留良、冯兆张、陈士铎等主要代表人物介绍其生平、医著与传承创新，详细论述了其"温补"学术思想和临床诊治经验，并选录了其中具有代表性的医论医案。需要说明的是，属于"丹溪学派"的虞抟（字天民）在浙江"温补学派"的形成过程中，起到了承上启下的关键作用，促进了明代"命门学说"的成熟与发展，其提出的"两肾总号命门""造化天一生水""两肾为五脏之根源""三焦有名有形说"等理论学说，对赵献可"命门学说"理论形成产生了较大影响。他提出的"阴阳一体""阳中有阴、阴中有阳"之论，对张景岳形成"阴中求阳、阳中求阴"的医学理论亦有启发作用。虞抟是浙江"温补学派"的先驱者，故在编写本书时将其列入。

由于时间匆促，编写中不免存在一些舛误，希望读者提出宝贵意见，以便再版时修订提高。此外，在本书编写过程中还得到了原浙江中医药大学图书馆长胡滨老师的帮助，在此特表感谢。

《温补学派》编委会

2024 年 8 月

目　录

概　述

　　"温补学派"是中医史上非常重要的学术流派之一，它始于明代，盛于清代，延至当代。"温补学派"以薛己为早期创始人，以张景岳、孙一奎、李中梓、赵献可、高鼓峰、吕留良、陈士铎、董废翁、冯兆张等为中坚代表人物，其学术特色是以脾肾和命门水火作为研究重点，突出温养补虚之法，遣方制药善用甘温之品，并强调温阳之中兼以补阴。

　　在中医学派研究中，虽对"温补学派"进行了多次归纳梳理，但由于"温补学派"的学术渊源于金元时期的张元素所创的脏腑辨证，以前多被归为"易水学派"。如20世纪60年代初任应秋教授主编的《中医各家学说讲义》，就将"温补学派"归于"易水学派"中的"私淑易水学说诸家及其演变"章节内，认为"温补学派"对"易水学派"的脏腑研究内容进行了扩展，对脏腑方面的病理分析有了大幅提高。1986年，由任应秋、裘沛然、丁光迪教授主编的《中医各家学说》中，开始将"温补学派"独立成派，认为该学派纠正了明代部分医家滥用寒凉药物导致的时弊，同时通过论争说理突出了脾肾和命门的重要性，使其理论研究趋向深入。而到秦玉龙教授主编的"十三五"规划教材《中医各家学说》，则又将"温补学派"融入"易水学派"之中，认为"易水学派"以研究脏腑为重点，重视五脏精气虚损，尤以脾肾为要，临证治疗又偏于温补，故后世径称为"温补学派"。但到尚力教授主编的"十四五"规划教材《中医各家学说》中，"温补学派"又被独立成派。由此可见，由于各学者的认识见解不同，"温补学派"时常在独立成派和融合于"易水学派"之间来回变动。

　　我们认为，"温补学派"的医家与"钱塘医派""绍派伤寒"等学术流派不同，即分布的地域较广，如薛己、李中梓、孙一奎等在江苏、上海、安徽等地，并没有局限于某一地，同时医家之间也没有明确类似"丹溪医派""乌镇医派"中的相互传承关系，尤其是该派学术渊源复杂，特色思想不够集中，医家在研究中存在着不同的侧重面，如薛己、李中梓强调温补脾肾，而赵献可、高鼓峰、吕留良等强调命门的重要性，张景岳、陈士铎等强调温阳之中兼以补阴，这些都影响了作为独立学派的评判。但不可否认，"温补学派"是在我国医学历史上所出现的流派，应具有其相应的重要地位。

以往对"温补学派"的研究，相较于"脾胃学派""攻下学派""养阴学派"来说，开展的时间较短，发掘的深度也不够，目前还存在着以下五个方面的问题：

1. 学术渊源

有关"温补学派"的学术渊源，多版教材只是将其归以李东垣"脾胃学说"为基础，注重研究脾肾和命门水火的病因病机，以太极阴阳学说为借鉴，以阴阳水火演变来说明脏腑精气的虚损变化，并以之为辨证依据，建立了以温养补虚为临床特色疗法，尤为强调脾胃和肾命阳气对人体生命活动的影响，并将主要医家进行罗列，而未做深入剖析，特别是对其产生的背景，包括地理气候因素、人文环境、儒家和道家的影响等从未进行过相应阐述。

2. 传承发展

有关"温补学派"的传承关系及学术思想的相互影响，以往也只是梳理了薛己和李中梓之间的关系，而对其他医家尚未得到细致梳理。如赵献可和高鼓峰是同乡邻居，张景岳和高鼓峰同与余姚的儒学大师黄宗羲交往甚密，高鼓峰晚年迁居桐乡后又与吕留良相邻等。对其传承谱系一直未能研究，内容较为散乱，缺乏系统论述。

3. 学术思想

由于"温补学派"的医家众多，且学术思想各不相同，虽属同一流派，但研究的侧重面不同，其学术观点也不尽相同，具体的治法和用药原则各异。特别是浙江的"温补学派"医家，他们的学术见解与其他地区的"温补学派"医家如薛己、孙一奎、李中梓等也存在着差异。个别医家如吕留良，由于历史原因，其著作被清政府严格查禁，导致其医学资料极难收集，给整理其医学思想带来了困难。

4. 与其他流派的区别

"温补学派"作为中医流派之一，其自身学术特色与其他中医流派之间的关系及区别尚未进行鉴别，导致概念不清，如现在常被与"火神派"混为一谈。应该说，"火神派"确实吸纳了"温补学派"的一些学术思想，推重扶阳观点，善用温热药物，但又与"温补学派"有所不同。"温补学派"在重视阳气的同时，亦强调真阴的重要性，治疗强调的是温补，是温阳药与补阴药并投，用药偏于甘温，擅用人参、白术、黄芪、熟地黄等，用于温阳的药仅附子、肉桂等数味，而用附子又必伍以熟地黄，如肾气丸、右归丸等。"火神派"则倡用辛热扶阳，更专注于重用附子，大忌养阴药。两者特色有所区别，不可混为一谈。

5. 国内外传播影响

"温补学派"在国内的传播以及对后世的影响，虽有文献报道，但对其在国外的研究还比较缺乏，如浙江"丹溪学派"传人虞天民在其所著的《医学正传》首次提出"两肾总号命门"之说，对"温补学派"的产生有着重大影响。《医学正传》在日本出版发行。浙江"温补学派"医家冯兆张所著的《冯氏锦囊》，在越南出版发行。这些都表明浙江"温补学派"在国外也有传播。

此次借浙江"温补学派"的编写，我们对上述问题进行了系统整理，探讨了浙江"温补学派"形成的时代背景、学术渊源和学术成就，以及对后世的影响，并对浙江"温补学派"主要代表人物的学术思想和临床经验进行了深入研究，以期更好地传承和发扬浙江"温补学派"。

第一节　形成背景

浙江"温补学派"肇始于明代中叶，江南区域（包括浙江）的商品经济发展及其得天独厚的地理环境为其兴盛提供了丰富的物质基础和气候条件。明代社会文化的繁荣，尤其是中医学术争论的良好氛围，书院文化导致的传播便利，则为浙江"温补学派"的形成与发展提供了文化基础。明清时期，浙江"温补学派"传承队伍不断扩大，最终成为中医学术史上观点鲜明独树一帜的医学流派。

一、经济文化背景

自宋室南渡，建都临安（今浙江杭州），社会经济文化重心随之移到江南，浙江逐渐成为全国经济文化的中心地区。明代繁荣的经济为"温补学派"的发展提供了良好的物质基础。一方面使浙江"温补学派"的医家能够有良好的环境以提高学术，更新学识，切磋技艺，交流讲学。明代官方倡导文化教育，政府建立国子监，并诏令全国设立教育机构，浙江各府、州、县也相继设立了各种教学机构，开始推行儒学为基础的文化教育。这种文化知识的普及为浙江"温补学派"医学人才的培养打下了良好的基础。另一方面使浙江"温补学派"医家，能在困顿时亦能靠医学以维持生计，养家糊口。如鄞县高鼓峰因朝代更迭后经济状况急剧恶化，又不愿归附于清政府，就需要靠行医卖药维持生活。其好友全祖望曾记载他行医以资助亲友之事，说他"自亡命后无以资生，五子诸妇困于穷饿，先生（高鼓峰）念无可以振之者，始卖药于苏、湖之间，以其所入济之"。

明代统治者对书籍的德化教育功能十分重视，编撰了多种文献巨著。如类书《永乐大典》，将历代文献进行了分类汇编，"凡书契以来，经、史、子、集百家之书，至于天文、地志、阴阳、医卜、僧道、技艺之言，备辑为一书"，这种对传统知识的集中整理，有效保护了中华民族文化成就，便于后人学习继承，同时通过温故知新，又能进一步促进新知识的创造与获得。这种以文字形式承载医家经验知识的大量汇集与传播，极大方便了后世医家的学习与传承，只要具备足够的读写能力和理论基础，个人就能凭借自身对书籍的感悟获取知识，并通过实践提高甚至创新技能。这就使后世医家通过阅读书籍、实践验证的方式以自学成才成为可能。这种情况在清代中后期的不少浙江"温补学派"医家中体现得尤为明显。明政府对图书出版的政策扶持促进了雕版技术的发展，商业性书坊在浙江尤为发达。这使浙江"温补学派"医家赵献可撰写的《医贯》得以广泛流传。此外，丰富的图书品种使书籍的汇集和保存成为可能，如浙江"温补学派"医家吕留良，还是当时颇有名气的藏书家，正由于吕氏丰富的藏书为其撰写吕评《医贯》提供了充分的素材，并伴随吕评《医贯》的流传又对后世医家产生了相当的影响。此外，医学书的出版发行，能使历代医家的学术成就得以传播，这也与浙江"温补学派"的发展密切相关。

此外，书院文化对浙江"温补学派"的形成也有着十分重要的影响。浙江书院教育的历史十分悠久，唐代就已建立以藏书、校书或私人读书治学为目的的书院。宋代浙江书院更是获得较大发展，特别是南宋时期，朝廷南迁，浙江成为当时政治经济文化中心。伴随时局变化，由于立场、观点及诉求不同所形成的不同学派之间产生了激烈的争论。为扩大自身影响，使自身学术观点得以流传，各学派的代表人物纷纷创建书院，并进行频繁的学术交流和讲论活动。如清代黄以周所云："沿及南宋，讲学之风丰盛，奉一人为师，聚徒数百，其师既殁，诸弟子群居不散，讨论绪余，习闻白鹿、石鼓诸名，不复加察，遂遵其学馆为书院。"尤其需要指出的是，宋元时期由何基、王柏、金履祥、许谦组成的"北山学派"，其中何基、王柏曾任丽泽书院（建于浙江金华市）山长，他们以书院为基础开展学术活动，传递了"程朱理学"在浙江的传承。到了明清时期，浙江书院教育文化活动更为活跃，这对浙江"温补学派"产生了较大影响。一方面，刘宗周（黄宗羲老师）等儒学家对理学太极的思想内涵进行了争论，引入以气学为主体的哲学思想，认为"太极"为"阴阳"和"一气"，理为无极而寓于太极之中。该哲学思想对张景岳有重要影响，张氏在阴阳的临床阐述中十分重视"太极"为"阴阳"和"一气"的"阴阳一体"理论思想，认为"阴阳之理，原自互根，彼此相须，缺一不可"，在此基础上产生了"肾阴与肾阳同补"的学术思想。另一方面，浙江书院文化活动也为浙江"温补学派"学术思想的传播提供了便利，主要涉及人物为黄宗羲、高鼓峰和吕留良，他们充分运用书院刻书及文化传播的便利，促进了浙江"温补学派"的发展。

二、气候环境因素

近代医家章巨膺曾对各家学说的产生原因进行探讨，他指出："人们生活在大自然的环境中，与天地相应，气候的转变自必影响于人体疾病的形态。"其结合清代王朴庄、陆九芝以运气学说来分析医学流派的资料，认为从五运六气、司天在泉等学说可推论医学流派的形成有一定道理，并列举了金人刘完素和元人朱震亨，因在同样的阳明燥金司天、少阴君火在泉的燥火运中，故主张泻火养阴；而金人李东垣、明万历时人张景岳，因在同样的太阳寒水司天、太阴湿土在泉的寒湿运中，故主张温中。历史年代不同导致气运转变，人体所处的自然环境和季节气候亦随之变化，导致医家的主张随之转变。著名气象学家竺可桢对我国5000年气候变化的研究表明，明清时期我国正处于一个相对寒冷的时期，史称"小冰期"。通过现代学者研究，发现"明清冷期"（1321—1720）恰为浙江"温补学派"发展的主要时期，当时温度平均较现在低0.39℃，而又以公元1650—1750年是我国古代气候史上最为寒冷的时期。浙江"温补学派"的重要医家张景岳（1563—1640）、赵献可（1573—1664）都生活在这一时期。根据历史记载物候情况、冰层沉积物与太阳黑子活动情况、西部树轮指数等，也佐证15—17世纪的气温变化，公元1700年前后降至最低点。而且古代地方志也有气温寒冷导致降雨量减少、气候干燥、湖泊面积减少等相关记录。如明正德八年（1513），洞庭湖、鄱阳湖、太湖同时结冰，湖面宽阔的洞庭湖竟成为"冰陆"，不仅可以行人，而且可以通车。在最寒冷的公元1650—1700年，汉水5次结冰，太湖与淮河4次结冰，洞庭湖3次结冰，位置最偏南的鄱阳湖，康熙九年（1670）也结了冰。而与之相对，朱震亨（1281—1358）主要生活在宋元时期（931—1320），这一时期气候温暖湿润，随着降雨量的增加，湖泊面积不断增加。温暖适宜的气候使宋元时期处于人口增长、稻作重兴、灾害减少的平稳时期。而朱震亨常在南方行医，所以得出"西北之人，阳气易于降；东南之人，阴火易于升""东南之人，有风病者，非风也，皆湿土生痰，痰生热，热生风也"的观点，这是符合当时的自然条件的，与之后的张景岳、赵献可等浙江"温补学派"医家处于"小冰期"对外界环境的认识形成了鲜明反差。正是在寒冷的16、17世纪，形成了温补学派并发展了起来。张景岳在《大宝论》中所言："及乎一夕风霜，即僵枯遍野。是热能生物，而过热者惟病；寒无生意，而过寒则伐尽。然则热无伤而寒可畏，此寒热阴阳之辨也，非寒强于热乎？"正反映了当时寒冷气候给人的直观感受。在这种气候条件下，使得当时医家对人体脾肾和命门阳气的研究备受重视，从而强调真阳不足，治疗上形成了甘温养阳、慎用寒凉的温补特色。清代陆九芝运用五运六气理论对这种变化进行了解读，他说朱震亨："丹溪生于至元，卒于至正，值泰定元年（1324）第六十八甲子，火燥用事，故宜于清。……至明张介宾为万历时人，专主温补，则又为嘉靖四十三年（1564）第七十二甲子，寒湿用事时矣"。

三、医学争鸣因素

金元之后，流派纷起。刘完素、张元素、张从正、李杲、朱震亨等人的学说广为流传。其中刘完素、张从正、朱震亨等重视寒凉攻下、滋阴降火，纠正了《和剂局方》滥用温燥药物的风气，对明清时期的医学界产生了重大影响。《四库全书总目提要·子部·医家类》云"医之门户分于金元"，很大程度是因为金元以后，各派医家不断以纠正时弊的形式开展学术争鸣，以"新说—时弊—补救—新说"为规律，推动中医学学术不断创新与发展。浙江"温补学派"发生发展的时期，恰为刘完素和朱震亨的思想理论在医界广为流行之际的明代。如《景岳全书·传忠录·阴阳篇》云："自刘河间出，以暑火立论，专用寒凉，伐此阳气，其害已甚。赖东垣先生论脾胃之火，必须温养，然尚未能尽斥一偏之谬，丹溪复出，又立阴虚火动之论……寒凉之弊又复盛行"。认为虽然李东垣《脾胃论》提出温补脾胃之火起到了一定纠偏作用，但朱震亨的"阴虚火动、养阴清热"理论盛行，又使处方偏执寒凉成为时弊，尤其是丹溪学说已为明代广大医家所推崇，有些医家甚至偏执于"相火妄动""六气皆从火化""阳非有余，阴常不足"等理论，不善师其法，用药每多苦寒攻伐，滥用寒凉，动辄滋阴降火，损伤脾胃，耗伤阳气，为祸尤烈，从而形成时弊。医家从滥用温燥的一个极端，又到了专用寒凉的另一个极端。为纠正时弊，"温补学派"在受道家"崇阳"思想和《黄帝内经》（以下简称《内经》）"重阳"的影响下，重视阳气的作用，认为"欲世之养身者、治病者，以命门为君主，而加意于火之一字"。"然清凉之药，终不宜多，多则必损脾胃。……倘甘平未效，则惟有甘温一法，斯堪实济。……生气之机，终非清凉所能致也"。批判朱丹溪滋阴之法是"以寒凉杀人""刘、朱之言不息，岐黄之泽不彰"（赵献可语）。他们重视脾胃及肾中水火为肇始，崇尚温补，尤重肾命水火为发端，又将其广为流传。

第二节　学术渊源

　　浙江"温补学派"形成于明代中后期。继河间、丹溪之学广为传播之后，明代时医用药每多偏执于苦寒，常损伤脾胃，克伐真阳，又形成了新的寒凉时弊。鉴于此，以张景岳、赵献可为先导的一些医家在继承历代医家学说的基础上，进而探讨肾和命门病机，从阴阳水火不足的角度探讨脏腑虚损的病机与辨证治疗，建立了以温养补虚为临床特色的辨治虚损病证的系列方法，强调脾胃和肾命阳气对生命的主宰作用。在辨证论治方面，立足于先后天，或侧重脾胃，或侧重肾命，而善用甘温之味。从浙江"温补学派"学术思想源流而言，早在《内经》中就已经有重视阳气的论述，而浙江"温补学派"提出的各种学术观点，如重视肾脏、重视命门、重视脾肾、重视阳气和重视温补等，也可以在历代的各种典籍中找到它们的源头，所以有必要对浙江"温补学派"的学术渊源进行梳理。

一、《内经》《难经》影响

中医基础理论的奠定之作《内经》，十分重视阳气。《素问·生气通天论》说："阳气者，若天与日，失其所，则折寿而不彰，故天运当以日光明。"又说："凡阴阳之要，阳密乃固……故阳强不能密，阴气乃绝；阴平阳秘，精神乃治；阴阳离决，精气乃绝。"明确说明阳气是生命之根本，养护阳气是养生治病的基本原则。《内经》还从人体结构、生理功能、病理变化、病因病机、疾病的诊断、治疗、预后、养生等各个方面阐述了人体阳气的重要性，其重视阳气的思想对浙江"温补学派"的产生起了重要的指导作用。而《内经》所提到"命门"一词，原意是指眼睛。如《灵枢·根结》说："太阳根于至阴，结于命门。命门者，目也。"《灵枢·卫气》云："足太阳之本，在根以上五寸中，标在两络命门。命门者，目也。"又《素问·阴阳离合论》云："太阳根起于至阴，结于命门，名曰阴中之阳。"其所以称为"命门"，又与目之精气神出入有关，如王冰注释云："命门者，藏精光照之所，则两目也。"《内经》虽将命门（目）作为藏精的器官，但并未演进为与五脏六腑密切相关的功能单位，亦未指出命门对人体生命活动的重要性。至《难经》开始，命门被赋予新的含义。如《难经·三十六难》说："肾两者，非皆肾也，其左者为肾，右者为命门。命门者，诸精神之所舍，原气之所系也，男子以藏精，女子以系胞。"明确指出了命门的部位、功能及重要性，特别是《难经》所提出的脏腑体系中"左肾主水，右肾为命门亦主水"的说法，与浙江"温补学派"所创的"命门学说"关系密切，其学术思想也是一脉相承的。自《难经》以后，命门受到了医家的重视，并进行了深入的研究和阐述。浙江"温补学派"的医家对命门的部位形态及功能，提出了各自的见解。如虞抟虽为"丹溪学派"传人，但他第一次明确提出了"两肾总号为命门"，可谓浙江"温补学派"的先驱。他在《医学正传·医学或问》中说："夫两肾固为真元之根本，性命之所关，虽为水脏，而实有相火寓乎其中，象水中之龙火，因其动而发也，愚意当以两肾总号为命门。"浙江"温补学派"的代表性人物张景岳在《类经附翼·求正录·三焦包络命门辨》中说："肾两者，坎外之偶也；命门一者，坎中之奇也。一以统两，两以包一。是命门总主乎两肾，而两肾皆属于命门。故命门者，为水火之府，为阴阳之宅，为精气之海，为死生之窦。"并批评《难经》的"左为肾、右为命门"之说。他说："《难经》述《灵》《素》而作，为诸家之最先，因其颇有谬误，遂起后世之惑，三千年来，无敢违背，而后世之疑，莫可解救。……此外，并无左右肾之分，亦无右肾为命门之说。"对《素问·刺禁论》篇中提出的"七节之傍，中有小心"的"小心"，也引起了后世医家的广泛争论，有医家认为"小心"是心包络，有医家认为位于下七节者是"志心"，有医家认为此"小心"为膻中。如杨上善注云："肾在下七节之旁，肾神曰志，五脏之灵皆名为神，神之所以任物，得名为心，故志心者，肾之神也。"此外，杨上善还尝试将《内经》与《难经》的命门理论进行综合，提出"肾为命门，上通太阳于目，故目为命门"。这种综合加强了对肾脏的重视，使肾脏在五脏中的地位得以提升。王冰在《素问·阴阳类论》篇"志心"条亦注云："志心，谓小心。《刺禁论》曰七节之旁，中有小心，此之谓也。"并进一步提出"小心，谓真心，神灵之宫室"。以后医家在对"小心"认识的演变过程中，将"小心"与肾相关联，并逐步提高其在脏腑中的地位。浙江"温补学派"则直接指明"小心"就是命门，如赵献可创造性提出小心为命门，为人体之真君真主。他说："命门在人身之中，对脐附脊骨，自上数下则为十四椎，自下数上，则为七椎。《内经》曰七节之旁有小心，此处两肾所寄……中间是命门所居之宫。"他还传承了《难经》的命门三焦理论体系，以命门与三焦为表里，认为命门为原气之所系，三焦为原气之别。同时认为"诸十二经脉者，皆系于生气之原。所谓生气之原者，谓十二经之根本也，谓肾间动气也。此五脏六腑之本，十二经脉之根，呼吸之门，三焦之原"，将命门与肾间动气关联，成为后世肾间动气学说的源头。同为浙江"温补学派"代表性人物的张景岳也认为"小心"为命门，如《类经·针灸类·刺害》云："自下而上是为第七节。其两旁者，乃肾俞穴，其中则命门外俞也。人生以阳气为本，阳在上者谓之君火，君火在心，阳在下者谓之相火，相火在命门，皆真阳之所在也，故曰七节之旁，中有小心。"此后吴崑、姚止庵、汪昂等一大批医家也持此说，如吴崑云："此言七节，下部之第七节也，其旁乃两肾所系，左为肾，右为命门。命门者，相火也，相火代君行事，故曰小心。"这些医家对《内经》《难经》理论进行了发挥，在此基础上形成了浙江"温补学派"。

二、儒家影响

儒家发展到宋代，宋代大儒周敦颐精研《易传》思想，将关于宇宙生成演化理论和人类发生发展及社会道德伦理的相关规律归纳总结，著成《太极图说》，为后世儒学名家广泛引用，并对宋元以后包括医学在内的各个学科都产生了深远的影响。自《难经》提出"命门"学说起，因其与当时以"心神"为主的理论相抵触，故长期以来未被大多数医家所重视。而周敦颐由于受朱熹等人推崇，其学被广为传播。周敦颐受老子"有生于无"思想的影响，提出"太极本无极"，认为宇宙的本源是"无极"，而"太极"由"无极"所产生。对此朱熹注解提出"太极"即是理，为寂然不动的天道本体，其实质为无形无象，所以"太极本无极"。"太极"从"无极"而来所表现的"无中生有"，即是《太极图说》所说的"无极之真，二五之精，妙合而凝"。但是太极、无极都是指无形无质，无法感知，而这个"无"并非是空无一物。这些儒家理学理论对浙江"温补学派"的医家，尤其是赵献可的"命门学说"产生了很大的影响。《医贯》是赵献可阐述"命门学说"的代表性著作，他根据《太极图说》对太极的论述，并结合《内经》《难经》的理论叙述，认为命门是人身之太极，为先天无形之物，人体一身之主。并引易理之学提出："越人谓左为肾，右为命门，非也。命门即在两肾各一寸五分之间，

概述

· 011 ·

当一身之中，《易》所谓一阳陷于二阴之中。《内经》曰七节之旁有小心是也，名曰命门。"并将命门作为人体之君主，为人体先天无形之太极。所以赵献可特别强调命门作为先天无形之火的重要性，认为命门之火为人身至宝，若养生则不可日用苦寒以戕害此火。张景岳亦受《太极图说》影响，认为"太极动而生阳，静而生阴"，原自"太极一气"，命门即人身之太极，化生先天无形之阴阳，继而再化生后天有形之阴阳。

特别需要指出的是，明代大儒黄宗羲（1610—1695）与浙江"温补学派"的渊源极深，他曾为浙江"温补学派"的三位重要医家张景岳、赵献可、高鼓峰作传铭，并与高鼓峰、吕留良往来频繁，交流甚密，对浙江"温补学派"的发展与传播产生了积极影响。黄宗羲宣讲的是传承于其老师明代著名理学家刘宗周的思想，为陆王心学的分支，其思想在当时的浙东地区形成广泛影响。在历史发展过程中，儒家理学对太极的阐释并非一成不变。朱熹注《太极图说》认为"太极"即为"理"，但又说由这个不动的本体自然能动静生出阴阳，于是就产生了一个难以调和的矛盾。由此导致后世各家就对此纷纷提出修正，如明初曹端提出"理"也能动静。又如心学提出"心"即是"理"。而到明末时期，刘宗周则吸收当时以气学为主体的思想，认为"一阴一阳之谓道，即太极也。天地之间，一气而已，非有理而后有气，乃气立而理因之寓也。就形下之中而指其形而上者，不得不推高一层以立至尊之位，故谓之太极，而实无太极之可言。所谓无极而太极也，使实有是太极之理为此气从出之母，则亦一物而已，又何以生生不息，妙万物而无穷乎？今曰理本无形，故谓之无极，无乃转落注脚。太极之妙，生生不息而已矣。"（《宋元学案·卷二十濂溪学案下》）即以"太极"为"阴阳""一气"，理为无极而寓于太极之中，这就使原本倡导"以静为本"的朱熹学说的影响大为削弱。张景岳就受此影响在阴阳的临床阐述中十分重视"太极"为"阴阳""一气"的"阴阳一体"理论思想，认为"阴阳之理，原自互根，彼此相须，缺一不可"，在此基础上产生了重视肾阴、肾阳同补的思想。此外，高鼓峰曾随万泰拜访黄宗羲，问学求法。黄宗羲授之以读书之法，"且中锐甚，闻余之言，即遍求其书而读之，汲深解惑，尽改其纨绔余习"。此后高鼓峰跟随黄宗羲学习，深得黄宗羲、黄宗会兄弟赏识，受邀在黄宗羲主持的书院参加讲学，得到很高的评价，认为他"省悟绝人"。此后高鼓峰迫于生活压力，转而从事医学。由于高鼓峰受刘宗周理学思想影响，他除接受赵献可的传承外，同样认可张景岳的学术思想，并将两者极力发扬。如黄宗羲就曾说："《医贯》《类经》家有其书，皆旦中之所变也。"吕留良学医始于顺治十七年（1660），当时吕留良是文学名家，因生热病而经黄宗炎（宗羲二弟）介绍，服下高鼓峰的"补中益气数剂，神情如旧"，于是吕留良与高鼓峰结为好友，并向高鼓峰学习医术，并将赵献可的《医贯》加以评注，对赵献可偏颇之处予以修正，经刊行后对中医学界产生了广泛影响。正如徐大椿《医贯砭序》所云："若赵养葵《医贯》之盛行于世，则非赵氏之力所能为此也。晚村吕氏负一时之盛名，当世信其学术，而并信其医。彼以为是，谁敢曰非。"

三、道家影响

道家是古代一种思想流派，是用"道"来探究自然、社会、人生之间的关系，最早可追溯到春秋战国时期。浙江道家思想文化的传播源远流长，黄老思想在东周时就有传播。东汉以后，道家思想更是在浙江广为流传。到魏晋时期，伴随文化重心南移，浙江发展为道教传播重要区域，境内有多处名山大川被列为道教修炼的洞天福地，道家思想以此为基础影响渗透到社会的各个领域，尤其对医药学术思想的发展产生了巨大影响，其中道家的"崇阳抑阴"思想对浙江"温补学派"的形成有重要影响。一方面，浙江"温补学派"主要医家都信奉道教，如张景岳道号"通一子"，赵献可道号"巫闾子"，陈士铎道号"朱华子"等。因此，他们特别强调医学与道学的相互关系，常运用道学思想来整合论述中医理论体系，并提出了学习中医必须学习《周易》等道家著作的要求。另一方面，道家乃至后来的道教都倡导"崇阳观"，《太平经》有"夫阳极为善，阴极为恶，阳极生仙，阴及杀物，此为阴阳之极也"，认为人之生长壮老皆由阳气为之主，"阳强则寿，阳衰则夭"，阳气决定人的身体健康状况。《中和集》云："大修行人，分阴未尽则不仙；一切常人，分阳未尽则不死。"这些观点为浙江"温补学派"医家所接受，成为其阐述学术思想所引用的依据，并对人身精气神的关系做了深入探讨，强调阳气的重要性。需要指出的是，由道家衍生的道教中的"内丹学"强调肾精（水）、心液（火）交互对人体生命活动的重要作用，加速了水火理论的演变，使心（火）、肾（水）在五脏系统中逐步得到了相似的地位。此外，在对命门的认识上，也充分吸收了道家思想。如刘完素吸收道家典籍《黄庭经》"心为君火，肾为相火"的理论，将右肾命门与少阳三焦合为表里，两者同为相火，"相行君命"，使中医理论中"肾属水"演变成肾为"水火兼具"，肾与命门渐有代替"心与肾"的可能。这些道教思想对浙江"温补学派"产生了重要影响。此外，道家的重阴思想亦受到浙江"温补学派"的青睐，尤其是道家注重修炼"精气神"的养生思想，如《太平经》云："阴气阳气更相磨砺，乃能相生，人气亦轮身上下，神精乘之出入，神精有气，如鱼有水，气绝神精散，水绝鱼亡。"《玉皇心印妙经》亦云："上药三品，神与气精。"张景岳对此极为认同，在论述精气阴阳时指出："至若精气之阴阳，有可分言者，有不可分言者。可分者，如前云清浊对待之谓也；不可分者，如修炼家以精气神为三宝。"认为先天之气往往由神化气化精，后天之气则由精化气化神。精气神三者同为一气，互为根本，难于分割。并认为道家对此最有研究，"惟道家言之独详"。

四、医家影响

命门水火相关理论的形成与相火理论的发展密切相关。其理论起源于《素问·天元纪大论》所言："君火以明，相火以位。"金元时期，诸说蜂起，其中的刘完素、张元素、李东垣、朱震亨等所创制的学术流派，盛行一时，这对浙江"温补学派"的也产生了重要影响。刘完素继承发展了《内经》《难经》有关"命门"之说，他在《素问玄机原病式》

中说："杨上善注《太素》曰：人之脊骨有二十一节，从下第七节之傍左者为肾，右者为命门。命门者，小心也。《难经》言心之原出于太陵，然太陵穴者属手厥阴包络相火，小心之经也。"明确将命门与"小心"联系起来。又在《素问病机气宜保命集》中提出："右肾属火，游行三焦，兴衰之道由于此，故七节之傍，中有小心，是言命门相火。"张元素在《脏腑标本虚实用药式·命门部》中进一步提出"命门为相火之源……主三焦元气""三焦为相火之用，分布命门元气，主升降出入"，认为命门是相火之源，三焦是相火功能的体现，是机体气机升降出入的场所。李东垣在跟师张元素时曾系统学习《内经》《难经》等经典理论，如其在《内外伤辨惑论·序》云："仆幼自受《难》《素》于易水张元素先生，讲诵既久，稍有所得；中年以来，更事颇多。"他根据《内经》"相火以位"的条文和《难经》理论提出"肾有两枚，右为命门相火，左为肾水，同质而异事也"，将心与肾通过相火进行联系。同时他还根据《素问·调经论》"其生于阳者，得之风雨寒暑；其生于阴者，得之饮食居处，阴阳喜怒""有所劳倦，形气衰少，谷气不盛，上焦不行，下脘不通，胃气热，热气熏胸中，故内热"以及《灵枢·百病始生》"喜怒不节则伤脏，脏伤则病起于阴也；清湿袭虚，则病起于下；风雨袭虚，则病起于上，是谓三部"的论述为基础，提出阴火理论，认为如果饮食失去节制，或者寒热刺激，就会使脾胃受伤；喜怒忧恐等情绪变化，则会损耗元气，导致脾胃气衰和元气不足，就会导致心火独盛。心火属于阴火，起于下焦而系于心。由于心不主令而由相火代之。他说："心火者，阴火也，起于下焦，其系系于心，心不主令，相火代之；相火，下焦包络之火，元气之贼也。火与元气不两立，一胜则一负。"（《脾胃论·饮食劳倦所伤始为热中论》）说明阴火之证为元气与相火平衡失调导致的一种病理状态，其关键在于脾胃功能的强健与否。脾胃健则元气充足，阴火自潜；反之，则元气失衡，湿气下流，阴火亢盛于上。其提出脾气健旺则能滋养元气，元气充足则能制约阴火。其又依据《素问·至真要大论》"劳者温之""损者温之"的原则，强调甘温可以除大热，不可用苦寒之药损伤脾胃，并立补中益气汤等为代表方剂。此外，李东垣在《医学发明·损其肾者益其精》中说："肾有两枚，右为命门相火，左为肾水，同质而异事也。夫损者，当损何脏而治之？形不足者温之以气，精不足者补之以味。"提出气化则能生精，调和五味则能长形。如果无阴则阳气无以化生，需要以味补肾中虚损之真阴，并泻其火邪，可用封髓丹、滋肾丸、地黄丸一类方药。阴液充足，根本得固，则阳气得以化生，气化而成精髓。如果相火阳精不足，则用辛温之剂。其用辛热之药是治寒甚之病，而非滋补肾精。此后还列举了还少丹、补益肾肝丸、三才封髓丹、离珠丹、大真丹、地黄丸和八味丸等方剂。此理论中已有温补思想之大概，并兼具后世张景岳"阴中求阳"之意境，可为浙江"温补学派"思想之先驱，对该派众多医家包括赵献可、张景岳、高鼓峰、吕留良等产生影响，其补中益气之法更是在浙江"温补学派"医案中大行其道。

对浙江"温补学派"影响最大的医家莫过于朱震亨。朱震亨在吸收刘完素命门相火学说、李东垣阴火学说等思想基础上，创造性地援理入医，将理学思想融入医学体系之中。一方面，他将《太极图说》运用于相火的理论阐述，在《格致余论·相火论》中提出"太极动而生阳，静而生阴，阳动而变，阴静而合，而生水火木金土，各一其性。惟火有二，曰君火，人火也；曰相火，天火也。火内阴而外阳，主乎动者也"，相较于李东垣对相火描述以病理状态为主不同，朱震亨用相当篇幅是在对相火在生理状态的描述，以相火为人体生命活动的重要推动力量，提出"其所以恒于动，皆相火之为也""天非此火不能生物，人非此火不能有生"，并认为肝肾两脏"悉具相火"，再结合"凡动皆属于火"与"动而生阳"，认为人身处处兼有相火。同时朱震亨还认为，相火"生于虚无""因其动而可见"，为无形之物，只有运动时才能得以感应。这对后世赵献可提出命门之火为先天无形之物，命门水火流行全身、滋养五脏六腑的学术思想，具有重要启发作用。赵献可在将太极之理引入人身时，在朱震亨学说基础上又进一步将太极与命门关联，以命门喻太极，以命门水火比拟太极阴阳，从而将命门水火与脏腑阴阳气血有机联系起来。此外，张景岳也继承了朱震亨"参以太极之理"的思想，提出命门

"为水火之府，为阴阳之宅，为精气之海，为死生之窦。若命门亏损，则五脏六腑皆失所恃"，并认为阴阳对立统一、互根互用，在治疗上强调阴阳共济并补之法，提出"善补阳者，必于阴中求阳，则阳得阴助而生化无穷；善补阴者，必于阳中求阴，则阴得阳升而泉源不竭"。

除上述医家外，浙江"温补学派"在学术渊源上还受到诸如张仲景、杨上善、王冰、钱乙等医家的影响。《素问·阴阳应象大论》云"形不足者，温之以气；精不足者，补之以味"，杨上善据此提出"谓寒瘦少气之徒，补其阳气也；五脏精液少者，以药以食五种滋味而补养之"，初步提出了"温阳滋阴"之法。王冰从形体与脏腑的角度进行补充叙述："气，谓卫气；味，谓五脏之味也。"此后浙江"温补学派"代表性人物张景岳总结提出："此正言彰之之法，而在于药食之气味也。……形不足者，阳之衰也，非气不足以达表而温之；精不足者，阴之衰也，非味不足以实中而补之。阳性暖，故曰温；阴性静，故曰补。"此句不仅对杨上善、王冰的注释进行了归纳总结，还简要地说明了形气精味与阴阳表里的对应关系，并且明确了"温补"的概念，清晰地表达了"温补"的实质内涵。从中可知，温补包含两个方面，即温阳和补阴。此外，王冰强调阴阳互根为用，认为"阳气根于阴，阴气根于阳，无阴则阳无以生，无阳则阴无以化。全阴则阳气不极，全阳则阴气不穷"。并依据《内经》条文"诸寒之而热者取之阴，热之而寒者取之阳，所谓求其属也"，提出阴阳治疗之法："言益火之源，以消阴翳；壮水之主，以制阳光。故曰求其属也。"这对浙江"温补学派"医家临床产生了深远影响。受王冰启发，赵献可也认为益火之源和壮水之主是调节阴阳水火的根本法则，并将八味地黄丸、六味地黄丸与之对应。而张景岳更是提出"善补阳者，必于阴中求阳，则阳得阴助而生化无穷；善补阴者，必于阳中求阴，则阴得阳升而泉源不竭"。

张仲景在《伤寒论》三阴病及《金匮要略》中常运用温中补虚的方药，多处有"当以温药和之""温之"的论述，如《金匮要略·疟病脉证并治》云："弦数者多热，弦迟者多寒。……弦迟者，可温之。"《金匮要略·肺痿肺痈咳嗽上气病脉证并治》云："肺痿吐涎沫而不咳者……此为肺中冷，必眩，多涎唾，甘草干姜汤以温之。"《金匮要略·痰饮咳嗽病脉证并治》云："病痰饮者，当以温药和之。"而诸如肾气丸、真武汤、附子汤等均为其中的代表方药。其中肾气丸对浙江"温补学派"影响最著，将其作为补肾中之火的代表方药。如赵献可认为其可补命门之火，为"益火之源以消阴翳"的代表方剂。钱乙根据临床实践，将张仲景肾气丸去附子、肉桂而成地黄丸，用于治疗小儿虚怯或有因病而致肾虚者。受其影响，赵献可将六味地黄丸作为"壮水之主，以制阳光"的代表方剂。

第三节　学术成就

浙江"温补学派"的形成是基于对传统医学传承和创新的结果，他们以命门学说和温补治法为特色的完整理论体系，对后世医学发展产生了深远影响。

一、创立命门学说

"命门学说"的理论创新是浙江"温补学派"的重要贡献。他们在继承历代医家研究成果的基础上，吸收儒家理学思想、道家学说，对"命门学说"进行了创造性的发挥，并将命门与肾密切相关，形成了一套完整的理论体系。因其对命门与肾中水火尤为重视，此理论又被现代学者提炼为"肾命学说"。虽然有关对命门的认识最早见于《内经》，但其仅是作为部位的一个名称。《难经》有自身一套理论体系，将右肾作为命门，使其成为与五脏并列的功能单位。至赵献可才创造性地提出新的"命门学说"，将命门提高到人体生命活动中最重要的地位。他把命门比喻为人体先天之太极，五脏六腑之真君主，以肾水命火为先天无形之物，能流行于五脏六腑以滋养全身，并能化生五脏之后天阴阳。同时在生理病理上也将命门水火与肾阴肾阳紧密相连，认为"今肾既虚衰，则命门之火熄矣"，又认为"肾水虚衰，相火偏胜"。将肾阴肾阳的生理病理变化与命门水火的变化紧密联系以指导疾病治疗，提出"真阴虚者，惟六味地黄以补肾水""有肾虚不能纳气归原……八味丸主之""八味丸治命门火衰"，在肾阴、肾阳及命门水火等理论基础上形成了一个治疗体系。张景岳则以命门为真阴之脏，内蕴元阴元阳，与人体元精元气关系密切；同时认为命门为水火之宅，藏精化气之所。此理论独树一帜，在明代中后期形成广泛传播，并对后世医学产生深远影响。

二、完善相火理论

早在金元时期，朱震亨就运用《太极图说》的理论对"相火"进行了论述。朱震亨理学师从许谦，为朱熹嫡传。《太极图说》中周敦颐提出"太极动而生阳，动极而静；静而生阴，静极复动。一动一静，互为其根""圣人定之以中正仁义（注：圣人之道，仁义中正而已矣）而主静（注：无欲故静），立人极焉"。受周敦颐"圣人主静"思想影响，朱熹提出"惟主乎静，则其著乎动也，无不中节，而不失其本然之静矣"。受上述两者思想影响，朱震亨《格致余论·相火论》开篇就引用《太极图说》，指出太极动而相火生，把动与相火相对应。同时朱震亨继承了刘完素"五志皆能化火"、李东垣"相火为元气之贼"的医学思想，提出了"阳常有余，阴常不足"学术观点，认为相火的运动不可太过，"动而中节"则生生不息，反之则"火起于妄，变化莫测，无时不有，煎熬真阴，阴虚则病，阴绝则死"。说明君火所动，不能中节，则相火随之妄动，可以从生理之火演变为病理相火。故谓："天非此火，不能生物；人非此火，不能有生。"提出相火是人体生命的动力，把相火提到了一个很高的地位。赵献可同样重视相火在人体中的作用，他将两肾之间作为人身先天无形之水火起源之处，以命门右旁小窍为先天无形之火（三焦相火）出处，命门左旁之小窍为先天无形之水（真阴）出处。在命门的主导下，相火和真水进一步运行全身，流行于五脏六腑。从而创造性地提出"命门是为真君主，乃一身之太极"，命门是人身之太极，为先天无形之物，为人体君主之官，"惟命门先具，有命门，然后生心"，把命门与肾的功能提到了人体最为重要的地位。并以命门先天无形水火为体，化生后天有形之水火为用，以命门—真阴、真阳—肾水、相火—五脏后天水火（阴阳气血）为体系，认为"阴阳者虚名也，水火者实体也""人身心肝脾肺肾五行俱存，而所以运行于五脏六腑之间者，何物乎？有无形之相火行阳二十五度，无形之肾水行阴二十五度，而其根则原于先天太极之真"，这就完善了相火理论，为相火理论的发展提供了基础，并促进了相火理论的发展，对后世医学有启迪作用。

三、重视阴阳水火

浙江"温补学派"十分重视阴阳，如张景岳认为"天人一理也，一此阴阳也""医道虽繁，而可一言以蔽之者，曰阴阳而已"。而赵献可则以阴阳为体，水火为用，将命门先天之真阴真阳与后天肾水（阴）肾火（阳）密切相关，以"水火"代替"阴阳"，并将其广泛运用于人体生理病理的阐述。应该说，浙江"温补学派"所提出的阴阳水火理论，首先继承了《内经》的阴阳学说思想。《内经》认为阴阳是宇宙万物和人体安身立命之本，如《素问·四气调神大论》云"夫四时阴阳者，万物之根本也"；《素问·生气通天论》云"自古通天者，生之本，本于阴阳"；《素问·宝命全形论》云"人生有形，不离阴阳"；《素问·阴阳应象大论》云"阴阳者，天地之道也，万物之纲纪，变化之父母，生杀之本始，神明之府也。治病必求于本"，这些论述与浙江"温补学派"医家重视阴阳水火的思想直接相关。而《内经》对阴阳对立统一关系的论述，更是浙江"温补学派"医家阐述阴阳水火相互关系的理论来源。如阴阳互根互用理论，《素问·阴阳应象大论》"阴在内，阳之守也；阳在外，阴之使也"以及《素问·天元纪大论》"天有阴阳，地有阴阳。……故阳中有阴，阴中有阳"之阴阳互藏理论，为浙江"温补学派"医家在临床上辨证论治提供了依据。如赵献可论治血证时认为："凡血证，先分阴阳。有阴虚，有阳虚，阳虚补阳，阴虚补阴，此直治之法，人所共知；又有真阴真阳，阳根于阴，阴根于阳，真阳虚者，从阴引阳，真阴虚者，从阳引阴；复有假阴假阳，似是而非，多以误人。"张景岳也认为："阴根于阳，阳根于阴。凡病有不可正治者，当从阳以引阴，从阴以引阳，各求其属而衰之。如求汗于血，生气于精，从阳引阴也。又如引火归原，纳气归肾，从阴引阳也。此即水中取火，火中取水之义。""善补阳者，必欲阴中求阳，则阳得阴助，而生化无穷；善补阴者，必欲阳中求阴，则阴得阳升，而源泉不竭。"虽然《素问·阴阳应象大论》有"水火者，阴阳之征兆也"之说，但其所言"水火"并非浙江"温补学派"所特指的"阴阳水火"，以"水火"代替"阴阳"阐述人体生理病理，是浙江"温补学派"强调肾脏特殊作用，并运用于临床的关键步骤，也是其重要的学术特色。

四、既崇阳又重阴

浙江"温补学派"的学术思想与传统文化中的重阳思想密切相关，其中以《周易》《内经》为首要理论来源。如周易《系传·系辞上》云："天尊地卑，乾坤定矣。"又云："大哉乾元，万物资始，乃统天；至哉坤元，万物资生，乃顺承天。"其理论以乾为阳，以天为代表；坤为阴，以地为代表。认为阴阳中阳为主导，事物运行中"阳主阴从"是主要规律。《周易》的重阳思想对浙江"温补学派"的医家产生了重要影响，如赵献可认为阴阳常用来指代天地，或气血、乾坤，等等，但都遵循"阳统乎阴，天包乎地，血随乎气"，这明显受到"阳主阴从"观点的影响。他提出的"命门学说"对命门之火尤为重视，认为命门之火为人身至宝，如果要养生保命，就要保养节欲，避免损耗此命火。即使生病治病，也要注意温养命火，如果偏用寒凉则会损伤此命火，从而影响人体生气。崇阳思想是《内经》的重要学术理论，体现为注重强调阳气的主导作用。《素问·生气通天论》云："阳气者若天与日，失其所则折寿而不彰，故天运当以日光明。是故阳因而上，卫外者也。"《内经》的崇阳思想对浙江"温补学派"医家产生了广泛影响，如张景岳说："火，天地之阳气也，天非此火，不能生万物，人非此火，不能有生，故万物之生皆由阳气。"他在《类经·疾病类》以太阳做比喻，认为天之阳气，以太阳为本。如果没有太阳的话，就会昼夜不分、四季失序，万物都会受其影响，无法生长而凋敝。与之对应，人体全身上下亦依赖于阳气，如果没有阳气，就如天上没有了太阳，又如何能颐养天年。所以自然界万事万物以及人体均以阳气为主导。需要指出的是，浙江"温补学派"的另一个显著特色是温补不忘滋阴，将崇阳思想与重阴思想进行了有机结合、辩证统一。中医理论中的重阴思想来源更早，如《尚书·周书·洪范》云"一曰水，二曰火"，《周易郑注·系辞上》云"天一生水于北"，将"水"作为五行之首。又如《管子·水地》说"地者，万物之本原，诸生之根菀也"，认为水是万物生成的本源。在《内经》中亦有不少重阴思想的体现。如《素问·生气通天论》云"阴者，藏精而起亟也；阳者，卫外而为固也"，《素问·阴阳应象大论》亦云"阴在内，阳之守也；阳在外，阴之使也"，还有《素问·金匮真言论》说："言人身之脏腑中阴阳，则脏者为阴，腑者为阳。肝、心、脾、肺、肾五脏皆为阴，胆、胃、大肠、小肠、膀胱、三焦六腑皆为阳。"浙江"温补学派"医家吸取了这些典籍的重阴思想，认为阴阳互根互用，在提倡崇阳的同时又重阴，强调阴阳双补。如赵献可虽将命门作为先天无形之物，但他又在命门旁开左右二窍，右为相火，左为先天真水，运行于五脏六腑之间。并且他亦重视先天真水，认为命门之火有赖于真水的滋养，同时真水又直接影响髓海、津液、阴液的充盛与否。他在《医贯·阴阳论》中提出"阴阳又互为其根，阳根于阴，阴根于阳，无阳则阴无以生，无阴则阳无以化"，并以阴阳互根互用为基础，提出治疗先天水火的方法："真元致病，即以水火之真调之。然不求其属，投之不入。先天水火，原属同宫，火以水为主，水以火为原。故取之阴者，火中求水，其精不竭；取之阳者，水中求火，其明不熄。"认为应当阴中求阳，阳中求阴。而张景岳更是撰写《真阴论》提出重阴思想，认为"神气之本，本在元精，此即真阴之谓也"，指出人体生命活动均以肾脏所藏真阴为物质基础。

五、治法阴阳并补

《素问·阴阳应象大论》云："形不足者，温之以气；精不足者，补之以味。"《素问·至真要大论》提出了"衰者补之""下者举之""不足补之""劳者温之""损者温之"。可见，早在《内经》就已有较为系统的温补思想。此后张仲景在《伤寒论》三阴病及《金匮要略》中常运用温中补虚的方药，如建中汤、薯蓣丸、八味肾气丸，其中的八味肾气丸就是浙江"温补学派"的常用方药。王冰对温补疗法进行阐释，并总结性地提出"益火之源，以消阴翳；壮水之主，以制阳光"。金元时期，各派医家对温补疗法有了进一步的认识，刘完素、张元素、李东垣、朱丹溪等各有发明。明代薛己继承李东垣温补思想，并参以钱乙治肾之法，进一步完善了"温补"中的脾肾同调之法，其使用补中益气汤、六味地黄丸、八味地黄丸脾肾同补配合治疗的方法，对浙江"温补学派"医家产生了广泛影响。如赵献可提出"真阴虚者，惟六味地黄以补肾水。""有肾虚不能纳气归原……八味丸主之""八味丸治命门火衰"，对薛己的治疗经验进行了发挥，在肾阴、肾阳及命门水火等理论认识基础上形成了一个治疗体系，把脏腑辨证治疗的重点移到了先后天之本脾肾上，使浙江"温补学派"以脾肾并补成为其特色之一。而张景岳则又在此基础上进一步汇总提出："形不足者，阳之衰也，非气不足以达表而温之；精不足者，阴之衰也，非味不足以实中而补之。阳性暖，故曰温；阴性静，故曰补。"强调阴中求阳，阳中求阴。故治疗在外的阳（形体）温之以气，治疗在内藏精的阴（脏器）补之以味。其所谓的温补之义在于温阳补阴，并非一味地温补阳气，而是要阴阳兼顾。从而确立了阴阳并补的扶正思想，并创制左归丸、右归丸等名方，沿用至今。

第四节　学派对后世的影响

宋代时期，《太平惠民和剂局方》被官方颁布推行，由于取材精练，配制规范，"自宋迄今，官府守之以为法，医门传之以为业，病者恃之以立命，世人习之以成俗。"（朱震亨《局方发挥》自序）但是由于其方药仅按门类症状以统方，且成药剂型固定，无法根据病情变化进行辨证论治，灵活加减。同时伴随社会变化、气候交替，加之战乱、天灾、瘟疫等的影响，使得《局方》的温热之剂已难以符合临床实际。故此后医家以金元四大家为代表，结合临床实践，提出了自身学术见解。其中刘完素和朱震亨更是对《局方》的温热之弊提出了批判。如刘完素认为："天以常火，人以常动，动则属阳，静则属阴，内外皆扰，故不可峻用辛温大热之剂""善用药者须知寒凉之味""且见俗医治白带下者，但依近世方论而用辛热之药。……其或势甚而郁结不能开通者，旧病转加，热证新起，以至于死，终无所悟。曷若以辛苦寒药，按法治之……无不中其病而免加其害。"朱震亨直接对《局方》提出批判，认为"有方无论，无以识病……由是不能不致疑于《局方》也"。自刘河间、朱震亨之学广为传播之后，明代医家用药每多偏执于苦寒，常损伤脾胃，克伐真阳，又形成了新的寒凉时弊。浙江"温补学派"在理论的建立与传播过程中，对寒凉时弊提出批判，不但纠正了当时的不良流弊，对相应危害进行阐述，同时在前世医家的理论基础上予以创新，起到了查漏补缺、丰富理论内涵的作用。更重要的是通过批判时弊，对自身理论思想的宣传和推广具有极好的效果。从某种角度上来说，这种学术争论是儒家传统文化的一种变化形式，通过学术争鸣，可以使理论探索更加深入，学术内容更加完善。浙江"温补学派"，通过命门学说的创新，丰富了中医脏腑学说内涵，完善了脏腑辨证体系，创立了新的治疗体系。同时通过命门衍化而成的真阴真阳、阴阳水火等理论，进一步深化了原有的阴阳五行学说，丰富了以阴阳五行为基础的辨治体系。而且经过浙江"温补学派"学术理论引发的学术争鸣，进一步促进了后世"温病学派"和"火神派"的发展，以及卫气营血、三焦辨证、扶阳思想等新说的提出，受到了历代医家的认可，使得温补之说风靡一时，影响了一大批医家，如李中梓、马元仪、张璐、张志聪、尤在泾、沈又彭、柯琴、魏之琇、顾靖远、杨乘六等。浙江"温补学派"所提出的一系列观点和治则治法得到了医界的普遍重视，所创制的许多方药在临床上广为运用，可见其对医学学术发展的推进作用是明显的。

明清时期，医家李中梓（1588—1655）在其所著的《内经知要》中提出："火者阳气也。天非此火不能发育万物，人非此火不能生养命根，是以物生必本于阳。"在治疗上观点与赵献可趋同，认为："气血俱要，而补气在补血之先；阴阳并需，而养阳在滋阴之上。"他在《医宗必读·水火阴阳论》中提出："天地造化之机，水火而已矣，宜平不宜偏，宜交不宜分。"其认为水火相交以心肾为主，水火相交为既济之象，为生理表现，如不能相交为未济之象，为病理表现；人体水火以气血为体现，亦以相交为宜。同时他还补充了命门水火的相关内容，提出"肾水者，先天之根本也，而一点元阳则寓于两肾之间是为命门"，并且全盘采纳了赵献可六味丸、八味丸治疗之法。此外，他认为肾为先天之本，脾为后天之本，对脾肾的重要性进行了深入探讨。李中梓的学术思想传于沈朗仲，沈朗仲再传于马元仪，三传于尤在泾。而另一医家张璐（1617—1699），撰写的《医通》学术思想多参考《景岳全书》，其书中方药主治亦与张景岳的学术思想相近。此后有更多医家受浙江"温补学派"思想的影响，如唐容川提出"人之一身，不外阴阳，而阴阳二字，即是水火；水火二字，即是气血。水即化气，火即化血""人身之气，生于脐下丹田气海之中。脐下者，肾与膀胱，水所归宿之地也"，并引《易经》坎卦，喻一阳生于水中而为生气之根，将阴阳、气水、血火之间相互化生的关系与五脏功能密切结合，形成阴阳水火气血理论。王应奎则将命门学说运用于阐述种痘术，认为种痘后，"直贯命门，引毒而出，使无内伏，亦法之至善者也"，这种描述显然已将命门与人体抗病的免疫能力相联系。

近代名医祝味菊继承了张景岳的温补学术思想，在其所著的《伤寒质难》中以大量篇幅引证《内经》、张仲景、张景岳等著名医家的崇阳思想，认为"夫人之有生，贵有阳也""人以阳气为生，天以日光为明，宇宙万物，同兹日光，贤愚强弱，同兹气阳""故善养阳者多寿，好戕阳者多夭"。祝味菊强调人体正气（阳气），其所提出的"抗力""体工""体力""体气""体质"，实质为人体正气，即人体之阳气。他还融汇历代崇阳思想，从"阳用"的角度来研究《伤寒论》，强调用温热扶阳法以匡扶人体正气，并将其积极运用于临床实践，对近现代医家产生了广泛影响。

现代医家将白血病、自身免疫性疾病、获得性免疫缺陷综合征、老年病、内分泌系统疾病、自主神经系统疾病、泌尿生殖系统疾病等从命门元气进行辨治。如颜德馨教授用附子加小茴香、泽泻、沉香、琥珀以温补命门，治疗慢性前列腺疾病。自 20 世纪 60 年代起现代医家对命门的研究做了多方面的探索，如中国科学院院士、复旦大学附属华山医院沈自尹教授在"温补学派"的启发下，运用现代科学技术研究中医"肾"的本质，发现了肾病变时的机体变化，找到了肾阳虚的初步物质基础——尿 17 羟皮质类固醇，以及温肾方药的作用机理，开创了中医理论现代化研究的先河。张可仁将命门与腹腔神经丛相联系，70 年代赵棣华将命门与下丘脑—垂体—肾上腺系统联系，这些都是对浙江"温补学派"所创立的"命门学说"的深入研究。但需要指出的是，正如赵献可所言"据有形之中，以求无形之妙"，命门是先天无形之物，对人体生命活动具有的主宰作用，是人体生长发育、温煦脏腑、抗病祛邪等能力的一种抽象概念，运用具体脏腑去攀附"命门"进行研究很有可能是无法完成的。

"命门学说"对后世"火神派"亦有很大影响。如赵献可用坎卦释命门，认为命门是"一阳陷于二阴之中"，为人体五脏六腑之真君真主。"火神派"创始人郑钦安在《医理真传·坎卦解》中说："坎为水，属阴，血也，而真阳寓焉。中一爻，即天也。天一生水，在人身为肾，一点真阳，含于二阴之中，居于至阴之地，乃人身立命之根，真种子也。"可见其学术深受浙江"温补学派"的影响。郑钦安把肾中真阳看作人身阳气的根本，同样用坎卦比喻肾中真阳，提出"凡人之身，皆赖一团真火""真火旺则君火始能旺，真火衰则君火亦即衰"。但与浙江"温补学派"讲究阴阳并重不同，其以"阳主阴从"为理论基础，认为扶阳重于养阴，提出"元阳为本，诸阴阳为标。能知诸阴阳皆为元阳所化，元阳变而为诸阴阳"，并建立了相应的学术体系和治疗方药。受郑钦安影响，此后涌现了卢铸之、吴佩衡、范中林等一批擅长应用大辛大热扶阳之品的名家，乃至形成了特色鲜明的医学流派"火神派"，对后世医学产生了重要影响。

最值得一提的是，由于"温补学说"过于贬斥寒凉学说，强调"命门养火"，随着浙江"温补学说"的广为传播，竟使温补之法成为时尚，有些医家不辨寒热，滥用温补之弊亦随之呈现，导致后世产生了学术纷争，对其部分观点有不少针砭论述。如黄宗羲（1610—1695）在《张景岳传》说道："二十年来，医家之书盛行于世者，张景岳《类经》、赵养葵《医贯》。然《医贯》一知半解耳。"其在《七怪》中进一步评论："鄞人赵养葵著《医贯》，谓江南伤寒之直中三阴者，间或有之。间如五百年其间，之间言绝无也，其说已谬甚。然传遍各经，亦不敢自执其说也。今之学医者，喜其说之可以便己，更从而附会之，以为天下之病，止有阳明一经而已，公然号于人人，以掩其不辨经络之愚。夫不言己之不识十二经络，而言十一经之无病，犹之天下有九州，不言己之足迹未曾历九州，而言天下无九州也。"此论直指赵氏过于贬斥寒凉学说，强调"命门养火"，进而发展到不辨经络、偏重一经的奇谈怪论。明代医家秦昌遇1641年所著的《症因脉治》在卷首设"论赵氏《医贯》症因差误治法不合"，专篇批评《医贯》过激观点，指出《内经》十二官论谓心主之官非心也，别有一心主"，是"以无形先天之理以论后天，反使后学差误"，而"火旺动速，是妄开后世偏于补火过端""有阳无阴之论，有偏于补阳之弊"。在《伤寒》篇则批判赵氏对"伤寒一症，于口燥口渴条中，独重地黄之滋阴"的观点，指出"先生不分气分血分之所属，竟云滋补肾中真阴，不知邪热未去，虽日进滋阴，无益于病"，同时他反对赵氏将血症"外感内伤，混一立论""误认太阳寒淫所胜之寒乃是虚寒之寒，而以温热施治，又不著明外感内伤，此等立法最为误事""至论相火龙雷，更有疵谬"等。清代医家徐大椿更是专著《医贯砭》，对《医贯》节录原文、逐条批评，力贬盲从温补肾命之时弊，强调医者应了解各家学说，全面掌握基础理论，严格做到辨证论治。其自序云："若赵养葵《医贯》之盛行于世，则非赵氏之力自能如此也。晚村吕氏，负一时之盛名，当世信其学术，而并信其医。彼以为是，谁敢曰非。况只记数方，遂传绝学。艺极高而功极易，效极速而名极美，有不风行天下者耶？如是而杀人之术，遂无底止矣。呜呼！为盗之害有尽，而赏盗之害无尽。盖为盗不过一身诛之，则人尽知惩；赏盗则教天下之人胥为盗也，祸宁有穷哉！余悲民命之所关甚大，因择其反经背道之尤者，力为辨析，名之曰《医贯砭》。以请正于明理之君子，冀相与共弭其祸。虽甚不便于崇信《医贯》之人，或遭谤黩，亦所不惜也。"他又在《慎疾刍言》为此对滥施温补予以抨击："闻医家已用补药则相庆""服补而死，犹恨补之不早，补之不重，并自恨服人参无力，以致不救。……若服他药而死，则亲戚朋友群诟病家之重财轻命，死者亦目不能瞑。"医者"以虚脱吓人，而后以补药媚人"，专用温补已相习成风，患者则"不怕病死，只怕虚死""今乃相率而入于魔道，其始起于赵养葵、张景岳辈，全不知古圣制方之义，私心自用，著书成家，彼亦不知流弊至于此极也"。陈修园则在《新方八阵砭》对张景岳提出批判，认为"古人制方最难，景岳制方最易。不论何方加入熟地，即云补肾治真阴不足；加入人参，即云补气治元阳衰乏。流俗喜其捷便，其邪说至今不息也"。何梦瑶则提出："医有庸有黠。庸医不知温补之能杀人也，以为平稳而用之；黠医知温补之能杀人，而人不怨，以为可以藏拙而用之。于是景岳之徒遍天下，而河间、丹溪之学绝矣。"近代《中国医学源流论》在"赵献可学派"言：《医贯》一书，几欲以八味、六味二丸统治天下之病。""《晚村东庄》一卷，凡五十八案，无一案不用人参、地黄者，可谓奇谈"。对吕留良评注内容的医学价值也是褒贬不一。如

《温热经纬》卷五《方论》说:"缙绅先生(儒者代称)博览之余,往往涉猎岐黄家言,或笔之于书,或参赞亲友之病,世人因信其知儒,遂并信其知医,孰知纸上谈兵,误人不浅,吕晚村是其尤者也。"当然,学术争鸣乃一家之言,我们不能因为浙江"温补学派"理论上的一些偏差,就将其全盘否定并兼及后学,应当结合临床实际,去粗取精、去伪存真,正确理解。

浙江"温补学派"思想则伴随张景岳、赵献可、冯兆张等医家著作的流传,还对朝鲜与越南医家产生了影响。

浙江"温补学派"思想在朝鲜的影响主要与《类经》《景岳全书》等医籍在朝鲜的传播密切相关,与之联系的朝鲜医家以周命新、李圭晙为代表。周命新(1729—1798),字文哉,号岐下,籍贯尚州,为朝鲜名医,曾就职于太医院,撰有《医门宝鉴》一书。周氏在《医门宝鉴》里引用了《景岳全书》的内容,并吸收了张景岳的不少医案。同时周命新的治疗实践亦深受温补思想影响,其治疗疾病时重视脾肾,尤善于运用大量的姜、桂、附以治疗脾肾阳虚之证,其所引张景岳的医案亦以温补扶阳为主。李圭晙(1855—1923),号石谷山人,为朝鲜著名哲学家、医学家,著有《石谷心书》《医鉴重磨》《素问大要》等。李圭晙深受张景岳温补思想影响,他不但在自己的书中引用了许多张景岳的处方,还在方剂归类中仿照张景岳八阵的方式提出"方制八法歌",将方剂分为补、和、攻、散、寒、热、收、因八阵。同时,在学术思想上亦受张景岳影响,提出"阳常患不足,阴常患有余"论,并重视温补思想。在其所著《素问大要·扶阳论》中,对寒凉时弊提出批判:"夫轩岐,神圣也。论议天人,必以阳为主。其论虚实,曰邪气盛则实,精气夺则虚。邪气者,风寒也,精气者,阳气也。圣人扶阳之意,于此可见矣。将自周汉,暨于唐宋,传受犹在,至金人河间、丹溪之徒,出则以为五行各一,惟火有二,乃曰人之一身,阳常有余,阴常不足。滋阴之药,自幼至老,不可缺也。又曰火为元气、谷气之贼。一言唱谬,百口和附,于以论病,便主助阴;于以制方,率多杀阳。求以活人,反以杀人。前车既覆,后车不戒,莫之能悟。吁!阳道不振,关系时运,可胜叹哉。"

并在《素问大要·题志》提出："今世所行者惟刘、朱之私书也，其书不根经旨，不原天机，无稽无验，而黄帝之道遂绝矣。"提倡研究医学应当重视经典，阐发经旨。由于周命新、李圭晙等人的学术思想传播，浙江"温补学派"在朝鲜产生了广泛影响，其中李圭晙更是成为朝鲜扶阳医家中的代表人物。

冯兆张的《冯氏锦囊秘录》等被越南医家黎有卓（1724—1791）所重视。黎氏因研读《冯氏锦囊秘录》一书而入医门，故对冯兆张十分推崇，把冯氏作为"纸上余师""先正先师"。他"奉《内经》为本，《锦囊》《景岳》为提纲，先哲群书参合"，在参考中医诸多典籍的基础上，结合自身临床实践，积十余年之功撰成《海上医宗心领》。该书内涵丰富、内容完备，涵盖理法方药，囊括临床各科及医理、医论、医方、药物、医案等，是越南传统医学史上屈指可数的医学全书，对越南传统医学产生了很大影响。黎氏深入研读《冯氏锦囊秘录》，他继承了浙江"温补学派"的命门水火理论及治疗方药，并有所发挥，如其认为"水虚固多，火虚亦不少，未有精泄阴已虚而元阳独全者，况阴阳互为其根，故补阴者须以阳为贵，盖无阳则阴无以生也。经曰分阳未尽则不死，盖人身通体之温气者，阳气也。及其既死，则形存气去。生也由乎阳，死也亦由乎阳，阳来则生，阳绝则死，阳全阴固，阳脱阴亡。是以人生仗一点真阳而为运行不息，孰谓阳常有余而以苦寒伐之哉？"并提出"余之治疗，每以气血药诸品，略报之一二剂，或速应，或迟验，投以六味、八味，则立起沉疴，若然则世人皆水火虚而致病乎？"同时他还对肾家水火疾病及六味丸、八味丸的运用做了详细的论述。由于黎氏的推重，冯兆张的《冯氏锦囊秘录》很受越南医家的重视，其多种版本至今仍保存在越南国家图书馆内，供人阅读。

总之，浙江"温补学派"所源起的医家争鸣，其实质为传统医学理论的传承与创新。其理论学说，不仅纠正了时弊，更是对原有医学理论的继承与发展。并通过学术论争达到了良好的宣传效应。以致浙江"温补学派"的命门学说和阴阳水火等理论对后世医家造成深远影响，促进了此后"温病学派"和"火神派"的发展，甚至通过医家著作的传播，对朝鲜、越南、日本等周边国家形成了广泛影响。

　　浙江"温补学派"是历史的产物，是宝贵的遗产，值得我们医界后人万分珍视。对浙江"温补学派"的继承和实践，是造就特色中医的重要方式，也是繁荣中医学术，倡导百家争鸣，丰富中医内涵，呈现中医生机的有力保障。我们要认真学习浙江"温补学派"敢于突破的精神，注重实践与创新，丰富中医学内容，推动中医学进步，为中医学发展作出应有的贡献。

虞抟

一、生平简介

虞抟（1438—1517），字天民，自号华溪恒德老人。今浙江省义乌市廿三里镇华溪村人，明代中期著名医学家。《金华府志》中载："义乌以医名者，代不乏人，丹溪之后，惟抟为最。"《义乌县志·卷十八·方技》亦载其"幼习举子业，博览群书，能诗章。因母病攻医，精于脉理，诊人死生无不验，求疗不责其酬。韩方伯闻其名来聘，见即加礼敬，叩问医道。抟以节嗜欲，戒性气，慎言语，谨服食乃摄养之要，益钦服焉"。虞抟的曾叔祖父虞诚斋受业于丹溪，此后虞家世代皆有医名。虞抟的父亲虞南轩和兄长虞怀德都曾学医。虞抟年幼时患腐骨病被兄虞怀德治疗三月而愈。

虞抟传承家学，深得朱丹溪医学之精要，同时又刻苦钻研《内经》《难经》等经典医籍。此后更是反复探究诸家之学达四五十年，从而在医学上精益求精，并于78岁高龄刊行《医学正传》。此外，虞抟在医德上也受人赞誉，如《赠隐君虞天民冠带序》就言虞抟"诚而直，易而和，宽厚而正大，磊落而光明，博览群书而不求闻，优游日用而不逐利，精于医而不责报"。由于虞抟医术精湛，精于脉理，能验人生死，且医德高尚，医名日渐显赫，为当时政府官员所重视，并向其请教医学之道。虞抟除继承朱丹溪学说思想，融汇诸家学说外，还注重学术整理，在医学理论中提出自身见解，如"两肾总号命门""造化天一生水""两肾为五脏之根源""三焦有名有形说"等，对浙江"温补学派"

产生了较大影响，成为先驱者。其命门理论对赵献可产生了较大影响，赵献可在《医贯》中还借鉴了虞抟《医学正传》伤寒篇的相关内容。此外，虞抟融汇李东垣与朱丹溪学术思想，提出阴阳一体、阳中有阴、阴中有阳之论，并在调补气血中进行具体临床应用，对张景岳形成"阴中求阳、阳中求阴"的医学理论亦有深刻的影响。

二、医著选介

1.《医学正传》

《医学正传》成书于明正德十年（1515），共 8 卷，卷首设"医学或问"五十一条，以问答形式阐述医学源流、医学授受、亢害承制等各项医论。其后按内、外、妇、儿各科收集各种病症，每病下设总论、脉法、方法等项目。总论博采众家，伤寒宗仲景，内伤宗法东垣，杂病尊丹溪，并参以己见；脉法取王叔和，参以自身临证经验；方药除摘选诸家医方，每一方药后详细论述其辨证要点、治疗法则、药物组成及临证加减、服用方法；常附以丹溪活套或家传及个人效验方。明代史梧在《医学正传》后评价云："惟其参之诸家之秘，而断之以聪明之真，则所以握气机、佐阴阳、疏脉络者，皆有所受，而立言垂后，可与诸经并传无疑也。"

2.《苍生司命》

《苍生司命》，首刻于清康熙十六年（1677），共计 8 卷，注明为虞抟所著。首卷收录"经论总抄""四言举要""内景图""内景图解""药性"等项，经论总抄"总揭天地阴阳、人身造化、脉病治法、五脏六腑"；四言举要以四言歌诀形式阐述脉学义理；内景图及图解示以人体生理；药性以药性歌诀罗列药物性味。其后以下按元、亨、利、贞分集，详列各项病证，共载各科病证 75 个，载方 772 首。每病后有论、脉法、方法，所述病证论治选方，多与《医学正传》相近。李锦序中评价云："晰理简要，方法详明""指下之航梯，肘后之鸿宝也"。

三、学术观点

1. 两肾总号命门

虞抟在《医学正传》中对命门学说进行梳理,认为《内经》以心包络为三焦相火之配而并行于经,其中两肾未作左右之分。秦越人虽将肾分左右,但未言相火之脏。而王叔和以左肾属水、右肾属火,并以右肾为命门与三焦相配。以此为基础,虞抟提出肾之两脏如车之两轮,形状相同,颜色无异,不可独指右肾为命门。他说:"《内经》云太阳根起于至阴,结于命门。《灵枢》云命门者目也。《明堂》《铜人》等经,命门一穴在脊中行第十四椎下陷中两肾之间。"他认为"两肾为真元根本,性命所关,虽然归为水脏,但实有相火寓于其中,象水中之龙火,因其动而发也",由此提出以"两肾总号为命门",而命门穴居中如门中间的竖木,司开阖之象,静则阖以涵养一阴之真水,动则开以鼓舞龙雷之相火;并认为如果单独以右肾为命门相火,将之与三焦配属,在立论上是有问题的。同时,虞抟还认为:"是故肾为一脏配五行而言者,则属之水矣。以其两肾之形有二象而言者,亦得以左右分阴阳刚柔而命为五脏之根元也。以左为阴,右为阳;阴为水,阳为火;水为血,火为气。于是左肾之阴水生肝木,肝木生心火;右肾之阳火生脾土,脾土生肺金。其四脏之于肾,犹枝叶之出于根也。虽然,但不可独指右肾为命门耳。"在"两肾总号命门"的基础上,他进一步提出两肾命门为化生五脏的根元。

此外,虞抟认为三焦为腑,"《脉诀》云三焦无状空有名,或谓三焦与心胞络皆有名无实之腑脏,而其位俱在胸膈之中",这些描述"其理蕴奥,甚矣难言",因此,他明确提出"三焦者,指腔子而言,包函乎肠胃之总司也",并指出胸中肓膜以上部分为上焦,肓膜之下、脐之上为中焦,脐以下为下焦,汇总为三焦。其腔有脂膜包裹,使其独立于五脏六腑之外。这就使三焦有名有形,从而提出"人身之相火,亦游行于腔子之内,上下肓膜之间,命名三焦",使三焦与命门相火紧密相连。虞抟将对命门和三焦的认识应用于临床，充分体现了其用药温补的特色。如在泄泻的治疗中，虞抟在《内经》"湿胜则濡泄""暴注下迫，皆属于热""诸病水液，澄澈清冷，皆属于寒"三类病因的基础上进一步发挥，将其归为湿、火、寒、虚、痰、食六因。治疗上则概括为六法，即湿者散之，用羌活胜湿汤、五苓散；火者清之，用香连丸；寒者温之，用理中丸，或加附子；虚者实之，用钱氏白术散、参苓白术散；痰者化之，用清气化痰丸；食者消之，用保和丸、枳实导滞丸。其中虞抟认为湿邪是导致泄泻最常见的因素，并认为"泄泻水多者必用五苓散""泻有六，俱宜少加五苓散利小便"，将调节三焦气化不利的五苓散作为治疗泄泻常用处方，这与虞抟"三焦包函乎肠胃之总司"的观点密切相关。虞抟认为水液澄彻清冷，皆属于寒，寒者温之，故多用辛温之剂。对肾脏虚寒滑泻者，更是认为"虚者肾虚不足也，寒者命门火衰也"，治以辛温之品壮命门之火，辅以固脱之药。

2. 阴阳气血一体

虞抟在《医学正传·医学或问》中以朱丹溪的"阳常有余、阴常不足"的理论为引，认为丹溪所著方药常有阳虚、阴虚、气虚、血虚，似相互矛盾。由此，他进一步提出"阴阳一体、阳中有阴、阴中有阳"之论，认为"阳常有余阴常不足"并非直指气为阳而血为阴。《内经》就有"阳中有阴，阴中亦有阳""孤阴不生，独阳不长"之说。所以从治法而论，"曰气虚者，气中之阴虚也，治法用四君子汤以补气中之阴。曰血虚者，血中之阴虚也，治法用四物汤补血中之阴。曰阳虚者，心经之元阳虚也，其病多恶寒，责其无火，治法以补气药中加乌、附等药，甚者三建汤、正阳散之类。曰阴虚者，肾经之真阴虚也，其病多壮热，责其无水，治法以补血药中加知母、黄柏等药，或大补阴丸、滋阴大补丸之类。"此等治法即《内经》所谓"诸寒之而热者取之阴，热之而寒者取之阳"，也就是王冰所注："此言益火之源，以消阴翳；壮火之主，以制阳光。"由于真水衰极，不可服乌、附等补阳之药，恐反助火邪而烁真阴；元阳虚甚，不可投芎、苓等辛散淡渗之剂，恐反开腠理而泄真气。他说："血脱益气，古圣人之法也。血虚者需以参补之，阳生阴长之理也。"其观点与后世张景岳"阴阳一体，阴中求阳，阳中求阴"的学术思想一致，可谓异曲同工之妙。

3. 注重温补脾胃

虞抟对李东垣的"脾胃学说"也进行了深入研究，认为"盖以土为一身之主，土平则诸脏平矣"，临床上治疗注重温补脾胃。他在《医学正传·医学或问》中针对"东垣用药多以升阳益胃目之，而悉以升麻、柴胡之类佐之"的提问，指出："天地四时之令，春夏之气温而升浮，则万物得以发生；秋冬之气寒而沉降，则万物肃杀。人肖天地，常欲使胃气温而升浮，而行春夏生发之令；不欲使胃气寒而降沉，而行秋冬肃杀之令耳。""地不满东南，土气下陷，故脾胃之气不升。脾胃之气不升，则上脘不通，谷气不行"，发为内伤之病。他认为东垣脾胃之说虽产于北方，但此法"尤利于东南方也"，即东南之人尤为适用温补脾胃之法。他在《医学正传》中霍乱、泄泻、痢、呕吐、噎膈、嘈杂嗳气、吞酸、痞满、胃脘痛、腹痛、秘结、三消等脾胃相关疾病的临床经验、医论和验案中，也处处体现了温补脾胃的治疗特点。

四、原文选释

【原文】或问：人之寿夭不齐何钦？曰：元气盛衰不同耳。夫人有生之初，先生二肾，号曰命门，元气之所司，性命之所系焉。是故肾元盛则寿延，肾元衰则寿夭，此一定之理也。或曰：今见肥白之人多寿夭，元气反衰乎？瘦黑之人多寿延，元气反盛乎？曰：丹溪谓白者肺气弱，黑者肾气足。又曰肥不如瘦，白不如黑。或曰：四方之人皆同乎？曰：不同也。《内经·五常政大论》云：阴精所奉其人寿，阳精所降其人夭。又曰：东南方阳也，阳者其精降于下，故右热而左温。西北方阴也，阴者其精奉于上，故左寒而右凉。王注曰：阴精所奉，高之地也。阳精所降，下之地也。阴方之地，阳不妄泄，寒气外持，邪不数中而正气坚守，故寿延。阳方之地，阳气耗散，发泄无度，风湿数中，真气倾竭，故夭折。或曰：常闻天人之理，同一揆也。今见于天地之四方者，既得闻命矣；而具于人之五脏者，未之闻也，请申明其说可乎？曰：西北二方，在人为肾水肺金所居之地，二脏常恐其不足；东南二方在人为肝木心火所处之位，二脏常恐其有余。《难经》曰东方实、西方虚、泻南方、补北方等语，即此之义也。大肾水既实，则阴精时上，奉于心肺，故东方之木气不实，而西方之金气不虚，此子能令母实，使金得以平木也，是故水日以盛而火日以亏，此阴精所奉于上而令人寿延也。若夫肾水虚弱，则无以制南方之心火，故东方实而西方虚，其命门与胞络之相火，皆挟心火之势而来，侮所不胜之水，使水日亏而火日盛，此阳精所降于下，故令人夭折也。大抵王冰主天地之四方言，越人主人身之五脏论，皆不失《内经》之旨，同归于一理也，学人详之。

【阐释】虞抟认为人的寿命长短主要与元气盛衰有关，而元气盛衰主要与先天遗传相关，首要为有生之初的两肾即命门。其提出命门乃元气所司，性命所系，所以肾元盛则长寿，肾元衰则寿夭。同时，虞抟还认为人之寿夭受后天因素的影响，如外界四方地理环境不同，五脏虚实变化均可影响人体，导致寿元变化。

【原文】或问:《内经》所谓壮火之气衰，少火之气壮，壮火食气，气食少火，壮火散气，少火生气，何谓也？曰：王太仆已有注文，但未甚详耳，请陈一得如下：夫壮火之气衰、少火之气壮者，言造化胜复之理，少而壮，壮而衰，衰而复生，循环无端，生生不息。经虽不言衰而复生，其理实在其中矣。壮火食气者，言元气见食于壮火也。气食少火者，言元气见助于少火也。壮火散气谓耗散元气，少火生气谓滋生元气，此二句申明上文二句之言耳。盖火不可无，亦可少而不可壮也，少则滋助乎真阴，壮则烧烁乎元气。阴阳造化之理，无往不复。夫火壮而亢极，则兼水化以制之。经曰亢则害，承乃制也。又曰制则生化。故壮火衰而少火复生，是以阴阳调和，万物生旺，四时生长化收藏之道，即此理也。以人论之，胚胎未成之初，先生二肾以涵养真阴，是故名为元气，天一生水之义焉，然后肝心脾肺以及五腑相继而生。五脏五腑之外，又有胞络相火，游行于三焦之间，故以三焦为配，二者皆有名无实之腑脏，盖相火无定位故也。抑考先哲有曰：天非此火，不能生物；人非此火，不能有生。言其不可无也，此非少火生气之意乎。又曰：火与元气不两立，一胜则一负。言其不可亢也，又非壮火散气之谓乎。管见如斯，未知是否？

【阐释】虞抟通过壮火和少火理论，将朱震亨所论"天非此火，不能生物；人非此火，不能有生"和李东垣"火与元气不两立，一胜则一负"进行统一。他认为朱震亨论述的是少火，李东垣论述的是壮火，并将两者与命门三焦相关联，继而与五脏相关，"壮火衰而少火复生，则阴阳调和，万物生旺"，从而为提出"两肾总号命门"的观点提供依据。

【原文】《内经》曰：阳者，天气也，主外；阴者，地气也，主内。故阳道实，阴道虚。犯贼风虚邪者，阳受之；食饮不节，起居不时者，阴受之。是故阳受之则入六腑，阴受之则入五脏。此内外阴阳腑脏虚实之不同也。举世医者，但见恶寒发热、头目沉重之证，更不察内外虚实，便作伤寒模糊处治，辄用仲景汗下解利之法治之多死，良可叹哉！我东垣先生，悯生灵之夭枉，著《内外伤辨惑论》《脾胃论》等书，一皆以扶植胃气为本，诚万世不刊之妙典也。其谆谆告诫之意，屡以饮食失节、劳役过伤为言，而立补中益气等汤为主治。若能确守其法而行之，无有不验。惜乎今之医者，多承因习之弊，懵然不识机变，睥睨其书而不视。间有读者，不明脉候虚实，不偏于此则偏于彼，或遇内伤挟痰与食，清气怫郁于下、浊气填塞胸中之候，骤以补中益气等药一试，则气满痞塞，遂谓补药不宜于此证也，决意改用汗下解利之法，医死而不之悔。故王安道有内伤不足中有余之议，此发东垣之所未发者耳。学人宜潜心究察其虚实似是之非，庶不夭人之天年也。

【阐释】虞氏虽为"丹溪学派"传人，但其学术思想和临证用方，并不囿于朱震亨。他自谓"伤寒宗仲景，内伤宗东垣，杂病宗丹溪"。故他在继承李东垣"内伤"学说的基础上，结合自己临床实践，认为世上以内伤为病者颇多，治疗当以温补元气为主。

五、医案选按

1. 中风案

予长嫂佝氏，年五十七，身肥白，春初得中风，暴仆不省人事，身僵直，口噤不语，喉如拽锯，水饮不能入，六脉浮大弦滑，右甚于左。以藜芦末一钱，加麝香少许，灌入鼻窍，吐痰一升许，始知人事，身体略能举动。急煎小续命汤倍麻黄，连进二服，覆以衣被，得汗，渐苏省，能转侧，但右手足不遂，语言蹇涩。后以二陈汤加芎、归、芍药、防风、羌活等药，合竹沥、姜汁，日进二三服。若三四日大便不去，则不能言语，即以东垣导滞丸或润肠丸微利之，则语言复正。如此调理，至六十四岁，得他病而卒。（《医学正传·中风》）

【按】虞抟论治中风，以《内经》的标本理论为指导，认为"风之伤人也，或为寒热，或为热中，或为寒中，或为病风，或为偏枯""风者，百病之长也，至其变化，乃为他病"之说，并吸收刘完素有关中风"将息失宜，心火暴甚，肾水虚衰"和李东垣"中风者，非外来风邪，乃本气自病也"以及朱震亨"东南之人，多是湿土生痰，痰生热，热生风也"的观点，同时还结合自己多年临床经验，认为中风"尽因风湿痰火挟虚而作"，而未见真中、类中之差别。此案患者素体肥胖，且年近六旬，按李东垣所论正是形盛气衰之人，为正气亏虚而兼痰湿壅盛，但病势危急，急以治标。病位偏上，故以吐法因势利导，截其病势，再用小续命汤标本兼顾，祛风痰之邪。后以朱震亨之法，以补气补血清痰之剂，调养其本气。因兼有便秘不能言语，故又合用润下之法以收其功。

2. 劳倦发热案

上湖吕氏子，年三十余，九月间因劳倦发热。医作外感治，用小柴胡、黄连解毒、白虎等汤，反加痰气上壅，狂言不识人，目赤上视，身热如火，众医技穷。八日后召予诊视，六脉数疾七八至，又三部豁大无力，左略弦而扎。予曰：此病先因中气不足，又内伤寒凉之物，致内虚发热，因与苦寒药太多，为阴盛格阳之证，幸元气稍充，未死耳。以补中益气汤，加制附子二钱，干姜一钱，又加大枣、生姜煎服。众医笑曰：此促其死也。黄昏时服一剂，痰气遂平而熟寐。伊父报曰：自病不寐，今安卧，鼾声如平时。至半夜方醒，始识人，而诸病皆减。又如前再与一剂，至天明时，得微汗气和而愈。（《医学正传·内伤》）

【按】劳倦发热，本属内伤所致，而医误用小柴胡、黄连解毒、白虎等寒凉之药，正气更虚，病反增剧。虞氏通过脉大无力辨别其为内伤，当温补脾胃为治，故选用补中益气汤以补其中气，洵为卓识。加用附子以助参、芪行其药力，佐干姜、生姜、大枣以助脾胃健运。

3. 内伤发热案

东阳卢廉夫，善推明丹溪之医学人也，自病亦误治。年四十五，时正月间，因往永康，路途跋涉，劳倦发热，身体略痛而头不痛。自以为外感而用九味羌活汤，三帖汗出热不退，前后又服小柴胡汤五六帖，热愈甚，经八日召予诊视。至卧榻前，见煎成汤饮一盏在案，问之，乃大承气汤，将欲饮。诊其脉，右三部浮洪略弦而无力，左三部略小，而亦浮软不足。予曰：汝几自杀矣，此内伤虚证，服此药大下必死。伊曰：我平生元气颇实，素无虚损证，明是外感无疑也。予曰：将欲作阳明内实治而下之欤？脉既不沉实，而又无目疼鼻干、潮热谵语等证。将欲作太阳表实治而汗之欤？脉虽浮洪而且虚，又无头痛脊强等证。今经八日，不应仍在其表，汝欲作何经而处治之乎？伊则唯唯不语。以补中益气汤加附子三分，作大剂与之，是夜连进二服，天明往诊，脉略平和。伊言尚未服，仍谓前药无效，欲易外感退热之药。予曰：再饮前药二服，不效当罪我。又如前二服，脉证俱减半。伊始曰：我几误矣。去附子，再煎二服与之，得热退气和而愈。予则告曰：其热虽退，体犹困倦。伊如前自合二十余帖，服后方得强健复元而安。（《医学正传·内伤》）

【按】此案与前案相类，俱为内伤劳倦发热。患者卢和（字廉夫），亦为朱震亨私淑弟子，且善于总结朱震亨之学，曾著《丹溪先生医学纂要》。虞氏在《医学正传·凡例》中说："凡丹溪诸方法，见诸卢氏《纂要》者，悉录之无遗，但有增而无减耳。"但其自病时贸然使用小柴胡汤不效，仍欲以大承气汤攻下为治。虞抟诊其脉，右三部浮洪略弦而无力，左三部略小，而亦浮软不足，辨为脾胃气虚，中气下陷，与前案相似，故同样治以温补脾胃，方用补中益气汤加附子，益气升阳泻火，以甘温除热取效。

张景岳

一、生平简介

张景岳（1563—1640），本名介宾，字会卿，号景岳，别号通一子，浙江会稽人（今浙江省绍兴市），为明末著名医家。据《景岳全书》林日蔚云："先世居四川绵竹县，明初以军功世授绍兴卫指挥。"可知张景岳祖籍为四川绵竹，明代时迁居浙江会稽（今浙江省绍兴市）。

张景岳自幼聪颖过人，志向高远，虽喜爱读书，却不屑于章句，喜研诸子百家，爱好广泛，"于书无所不窥"。十四岁时随父亲张寿峰游学京师，其父在定西侯府为门客。当时天下承平，侯府中汇集了众多奇人异士，而景岳恭敬有礼，虚心好学，"遍交其长者"。据《大明神宗显皇帝实录·卷四百八十二》记载，当时的定西侯为第七代蒋建元。张景岳的先祖世授绍兴卫指挥，将门世家的出身为张景岳提供了优渥的教育环境，同时由于个人兴趣爱好，张景岳对"韬钤轩岐之学，尤所淹贯"，除"象数、星纬、堪舆、律吕，皆能究其底蕴"。此外，他还拜当时医学名家金英（字梦石）为师，学习数载后"尽得其传"，为以后的医学事业打下了坚实的基础。

早期张景岳受当时家族环境影响和理学思想熏陶，渴望投身报国、建功立业。《景岳全书·鲁超序》言其"壮年好谈兵击剑，思有所用于世"，贾棠也在《景岳全书》序中对此曾有描述："初学万人敌，得鱼腹八阵不传之秘，仗策游侠，往来燕冀间，慨然有封野狼胥、勒燕然之想。"为实现自身抱负，张景岳在青壮年时期，游历北方，此后更是投笔弃儒，从戎幕府，走游燕冀（今河北一带）间，履碣石（河北省昌黎），出榆关（山海关），经凤城（隶属于辽宁省丹东市），过鸭绿江。张景岳性格豪爽，不喜曲意逢迎，因"不俯首求合，落落难偶"，难于施展抱负。其积极入世、渴望建功立业的意志被日渐消磨。值得一提的是，多年在外游历和从军的经历，不仅使张景岳养成了豪爽不羁的游侠气概，丰富了人生阅历，更使其在实践中积累了丰富的临床经验。如《景岳全书·杂证谟》记载张景岳在北方游历时所遇一则医案，当时其"游寓榆关客邸内"，遇一友张皇求救，云"所狎之妓，忽得急证，病在垂危"。景岳前往诊治，发现人已经口吐白沫，僵直横卧于地。触诊四肢偏冷，气息微细欲绝，病情之重令人惊骇。但诊脉却发现气口和平，脉不应证。张景岳经过反复揣测，乃知其为诈病。于是景岳将计就计，在病妓旁大声提出病情危急非用火攻不可，需用大艾连灸眉心、人中、小腹数处，但可先试一药，如咽后能少有声息，则生意已复即不灸亦可。病家唯恐大艾着身，药一下咽，"即哼声出，而徐动徐起矣"。此案是张景岳运用心理战之法，以诈治诈，不但反映了张景岳识病治病的高超水平，更说明他在游历过程中将自身学识时时揣摩、融会贯通、思有所用。

由于仕途不利，加之亲老家贫，家境每况愈下，张景岳遂决意卸军职归里。按《景岳全书》林日蔚所言："渡鸭绿，居数年无所就，亲益老，家益贫，翻然而归。"张景岳"翻然而归"后尽弃所学兵法章句，专心致志，沉潜轩岐之学，而后医技大进，名噪一时，"时人比之仲景、东垣"，求诊者"辐辏于门""沿边大帅，皆遣金币致之"。可见当时张景岳的医术在京师已名声大噪，并常出关外，为边塞将士治病。

57岁时，张景岳退隐南方，返回家乡，专心从事于诊疗，临床之余勤于著录，其医学理论对后世医家产生了深远影响。崇祯十三年（1640）去世，终年78岁。

二、医著选介

1.《类经》

《类经》，共 32 卷，是一部注释《内经》的著作，为张景岳皓首穷经，汇集百家，剖析微义，附以己见，历时三十余载，四易其稿而成的心血之作。《四库全书总目提要》云："虽不免割裂古书，而条理井然，易于寻览，其注亦颇有发明。"此后，张景岳在《类经》基础上，对意深而言不尽意之处，加图详解，并附翼说，而成《类经图翼》。在《类经图翼》的《附翼》中，又进一步阐述了医易同源理论及其自身学术观点。在《类经》《类经图翼》及《类经附翼》中可以发现张景岳温补思想的诸多学术起源，如《内经》的阴阳学说、《类经》中注释所引的道家经典、阐述医易同源所引用的易学思想、理学思想，等等。这些思想对张景岳命门学说、阴阳一体互根互用、保生重命、阳非有余阴亦不足、崇尚温补等学术思想的形成具有重要作用，许多观点的表述亦散在于注释及解说之中。由此可见，张景岳撰写《类经》不仅是对《内经》进行注释汇总，也是其温补思想不断梳理深化成形的一个过程。尤需指出的是，在《类经附翼·求正录》中，张景岳着重阐发了三焦包络命门辨、大宝论、真阴论等自身学术见解，对所倡导的命门学说理论和温补元阳、元阴思想进行了较为详细的剖析讨论。这些学术思想不仅对当时的中医学术产生了深远影响，而且对现代中医的学术研究仍有重要参考价值。

2.《景岳全书》

《景岳全书》，共 64 卷，是张景岳阐发历代医学理论、诊断治法、临床各科疾病及本草方剂等，并结合自身临床经验且多有发挥之作。其中《传忠录》3 卷，集中阐发了张景岳的自身医学观点与学术见解，如强调肾中水火、元阴元阳的命门学说，强调命门元气的"阳非有余""相火不可言贼"理论，强调温补脾肾精血的治形论等。"脉神章""伤寒典""杂证谟""妇人规""小儿则""痘疹诠""外科钤"，对各科病证辨治进行论述，阐述了自己的心得体会与临床经验，并结合当时过用寒凉攻伐的医疗环境和对疾病的温补治疗进行着重阐述。《本草正》二卷对近三百种常用中药的性味功效及临床应用进行了详细阐述。《新方八阵》和《新方八略》各1卷，《古方八阵》9卷，除汇集前人之方外，自制186首新方，这些方剂又汇为八种，按补、和、攻、散、寒、热、固、因分门别类，如自制新方按方药的作用，计补阵29方，和阵20方，攻阵6方，散阵17方，寒阵20方，热阵25方，固阵10方，因阵59方。

3.《质疑录》

《质疑录》，共1卷，于清康熙丁卯（1687）有少量刊行。后被王琦复刊于《医林指月》丛书中。其跋云："考其所列诸论，有已见《全书》《类经》中者，亦有与《全书》《类经》之说少异，而悔畴昔立言之未当者。人以此疑其为晚年未定稿，又以此知其所学愈老愈明，未尝自矜已得，而孜孜日求正于至当为可则也。"书中论述多种病证的治法治则，如论伤寒无补法、论肝无补法、论见血无寒伤、论诸痛不宜补气等，并常以崇阳重阴思想为引导，对温补学说多有补充。

三、学术观点与诊治经验

（一）学术观点和特色

1. 以医易释阴阳

张景岳生活在以宋明理学为主要社会意识形态的明代，受宋明理学以易明理的思想影响，提倡"医易相通，理无二致"，将《周易》引入医学，作为构建医学体系的理论基础。如其在《类经附翼·医易义》所述："乃知天地之道，以阴阳二气而造化万物。人生之理，以阴阳二气而长养百骸。易者易也，具阴阳动静之妙；医者意也，合阴阳消长之机。虽阴阳已备于《内经》，而变化莫大乎《周易》。故曰天人一理者，一此阴阳也。医易同源者，同此变化也。"认为医易两者道理相通，变化相同，并以阴阳动静为其中变化要点。在这种医易结合的过程中，可以明显感受到宋明理学的思想烙印，如张景岳将河图洛书、伏羲八卦、文王八卦等图列于《类经图翼》卷首，是借鉴了朱熹的《周易本义》。又如对于"阴阳者，天地之道也，万物之纲纪，变化之父母，生杀之本始，神明之府也，治病必求于本"（《素问·阴阳应象大论》）一段经文，张景岳注云："道者，阴阳之理也。阴阳者，一分为二也。太极动而生阳，静而生阴，天生于动，地生于静，故阴阳为天地之道。"显然是受周敦颐《太极图说》的影响。再如张景岳注释《内经》时除较多引用宋明理学家的易学思想外，还特别重视象数学派邵康节的易学观点。其在《类经图翼·气数统论》所言："数之为学，岂易言哉！苟能通之，则幽显高下，无不会通。而天地之大，象数之多，可因一而推矣。明乎此者，自列圣而下，惟康节一人哉！"对邵康节推崇之情溢于言表。由此可见，张景岳以《周易》明天道，洞察自然变化规律，并将之运用于医学的过程，既是易学（古代哲学）与自然科学进一步融合，又是多学科结合后的融会创新。

首先，张景岳以《太极图说》为哲学核心对中医基础理论进行重构。周敦颐的《太极图说》兼有本体论与宇宙论的思想，运用了太极、无极、阴阳、五行、万物等一系列范畴来说明宇宙的生成过程。其推演公式为"太极（无极）—阴（静）阳（动）—五行—万物"。由"太极动而生阳，静而生阴"，使"太极"分化出"阴阳"二气；再由阴阳的变合演化而生"五行"，即木、火、土、金、水；进而"乾道成男""坤道成女"，以及五行相生、阴阳交感，五气四时输布，从而化生万物，生生不息，乃至变化无穷。张景岳在此基础上进一步提出："体象之道，自无而存者也。""无"是指先天之气，"有"是指后天之形。按邵康节所言"天依形，地附气；气以造形，形以寓气"的说法，他认为"是以开物者为先天，成物者为后天。无极而太极者先天，太极而阴阳者后天。数之生者先天，数之成者后天。无声无臭者先天，有体有象者后天。先天者太极之一气，后天者两仪之阴阳。阴阳分而天地立，是为体象之祖，而物之最大者也"。张景岳以"无""无极而太极"为先天，

"有""两仪之阴阳"为后天，提出先天"太极之一气"的概念，并在这"太极之一气"中寓以象数之理，进一步化生为万事万物。而且张景岳认为万物之气都是天地的部分，聚而合之则成为天地。所以天地之气就是万物，分散则成为万物之小天地。所以"一"和"万"是部分与整体的关系，不知道一，就不能知道万；不知道万，则"不足以言医"。所以"理气阴阳之学，实医道开卷第一义，学者首当究心焉"。其将理气阴阳之学提高到如此重要的地位，并以之解释《内经》相关理论，将医学也纳入易学体系。其中尤需指出的是，张景岳虽然认同"太虚者，太极也，太极本无极，故曰太虚"等宋明理学名家的观点，但事实上张景岳的"太极之一气"说，注重以先后天解释元气和阴阳二气，既不同于周敦颐的"虚生气说"，又不同于朱熹的"理生气说"，且与邵康节的"心为太极"有异，明显已跳出他们的范畴，形成了自己独特的理论观点。

其次，张景岳的医学理论还受到道家思想的影响，特别是道家内丹术为其学说提供了诸多养分。道家认为精气神为生命三大要素，认为爱气、尊神、重精为长寿之要。张景岳所论"故凡欲保生重命者，尤当爱惜阳气，此即以生以化之元神，不可忽也"，就与道家思想息息相关。如张景岳在《类经·摄生类·古有真人至人圣人贤人》一节中就注释说："此节所重者在精气神三字，惟道家言之独详"，并在其后引用了曹真人、张虚静、《金丹大要》、《胎息经》、吕纯阳、张紫阳等大量道家理论。由于道家内丹学以"精气神"为炼内丹的原料，称之为"三宝"，张景岳"大宝论"显然也受其影响。他在《类经·阴阳类·法阴阳》中引用了道家典籍《中和集》的诠释："大修行人，分阴未尽则不仙；一切常人，分阳未尽则不死。亦皆以阳气为言，可见死生之本全在阳气。"

2. 阴阳为一体

张景岳不论是在阐述人体生理还是辨治疾病的过程中，尤为重视阴阳的互根互用。他认为阴阳是医道的纲领，无论诊断还是治疗疾病，都需要先辨别阴阳。如果阴阳辨证无差，则治疗的方向就不会出现谬误。他还指出阴阳之道是养生治病的根本，其中莫测奥妙之处为人所不易知。对于阴阳的运用，要使其相济而不相贼。相济是指阴阳调和，阴中有阳，阳中有阴。相贼则是阴阳相害，"阳贼阴则为焦枯，阴贼阳则为寂灭"。并提出"凡诸为病者，无非阴阳相贼，而有失其和耳。盖阴阳之性，阴常喜静而恶动，阳常喜暖而畏寒。及其相贼，则阴畏阳之亢，所以阴遇阳邪，非枯则槁；阳畏阴之毒，所以阳逢阴寇，不走即飞。此阴阳相妒之讥，诚多难测，凡诸病剧而有假真疑似者，即其证也"（《景岳全书·论阴阳疑似》），可见张景岳治病养生尤重真阴真阳的调养。

张景岳对阴阳的认识，除受《内经》、易学、道家思想影响外，其理论架构相当程度受《太极图说》思想的影响。需要说明的是，将《太极图说》引入医学的首创者并非张景岳，金元时期的朱震亨就已运用《太极图说》进行相火论的阐述，从阴阳动静对立制约立论，提出了"阳常有余，阴常不足"和注重滋阴降火，保护阴精的学术观点。张景岳受此影响，也援引《太极图说》而得出"道者，阴阳之理也。阴阳者，一分为二也。太极动而生阳，静而生阴，天生于动，地生于静，故阴阳为天地之道"；并认为"先天者太极之一气，后天者两仪之阴阳，阴阳分而天地立"，以此为基础形成"太极之一气""阴阳一体"的概念。又在此基础上整理"大宝论""真阴论"，对朱震亨"阳常有余，阴常不足"的学术观点加以批驳。"大宝论"针对形气之辨、寒热之辨和水火之辨进行分析，提出了"阳非有余"的医学思想；"真阴论"强调真阴，以真阴为阳气之根本，认为阴阳不可相离，并重点阐述了"阴阳一体"的学术理论。与朱震亨一样援引《太极图说》，张景岳却得出截然不同的医学观点，这与当时理学思想对于太极诠释的发展变化是息息相关。由于朱熹注释《太极图说》认为"太极"即"理"，为寂然不动的天道本体，但又说由这个不动的本体自然能动静生出阴阳，就产生了一个难以调和的矛盾。于是后世各家纷纷就此提出自身观点。如明初曹端就提出修正，认为"理"也能动静，但仍不能解决其根本矛盾。又如王阳明心学提出"心即理"，太极是心极。到张景岳所处明末时期，则以气学为主体，如当时同为绍兴人士的著名理学家刘宗周就有与朱子不同的认识，他说："一阴一阳之谓道，即太极也。天地之间，一气而已，非有理而后有气，乃气立而理因之寓也。就形下之中而指其形而上者，不得不推高一层以立至尊之位，故谓之太极，而实无太极之可言。所谓无极而太极也，使实有是太极之理为此气从出之母，则亦一物而已，又何以生生不息，妙万物而无穷乎？今曰理本无形，故谓之无极，无乃转落注脚。太极之妙，生生不息而已矣。"（《宋元学案·卷二十濂溪学案下》）即以"太极"为"阴阳""一气"，理为无极而寓于太极之中。这就使以静为本的影响大为削弱，再加之邵康节所言："阴阳相生也，体性相须也。是以阳去则阴竭，阴尽则阳灭。阴对阳为二，然阳来则生，阳去则死，天地万物生死主于阳，则归于一也。"受其影响，张景岳在阴阳的阐述中更重视"阴阳一体"理论的运用与发挥，认为"阴阳之理，原自互根，彼此相须，缺一不可"。在此基础上，他以精属阴，气属阳，阐述精气互生之理，用"以精气分阴阳，则阴阳不可离"来加强阴阳互根的论证。他指出："阴不可以无阳，非气无以生形也；阳不可以无阴，非形无以载气也。故物之生也生于阳，物之成也成于阴，此所谓元阴、元阳，亦曰真精真气也。""道产阴阳，原同一气。火为水之主，水即火之源，水火原不相离也。"对阴阳水火互根互用进行了联系，并由阴阳互根不可分离而推出除"阳非有余"外，真阴亦常不足。他以自身临床实践为基础，并参考邵康节"阳不能独立，必得阴而后立，故阳以阴为基"的思想，专门撰写"真阴论"专篇，以强调真阴的重要性。篇中云："凡物之死生，本由阳气。顾今人之病，阴虚者十常八九，又何谓哉？不知此一阴字，正阳气之根也。"并分别从阴阳生成、阴阳互根、五脏藏精等角度，阐述了阴气的重要性，得出"所谓真阴之病者，凡阴气本无有余，阴病惟皆不足"。从病理角度论证"阴常不足"的论断，由此构建了万物生于阳而成于阴，阴不可以无阳，阳不可以无阴，阳以阴为本，阴以阳为主的辩证关系。在上述理论基础上，张景岳还提出了相应治则治法："凡病有不可正治者，当从阳以引阴，从阴以引阳，各求其属而衰之。""善补阳者，必欲阴中求阳，则阳得阴助，而生化无穷；善补阴者，必欲阳中求阴，则阴得阳升，而泉源不竭。"

张景岳

3.保生精气神

张景岳受《内经》和道家思想影响，对于养生尤为重视。保生重命可以说是张景岳探索医学的出发点和理论著述的不变主题。张景岳在《类经》序言中就说："夫人之大事，莫若死生，能葆其真，合乎天矣，故首曰摄生类。"除在《类经》首设"摄生篇"外，其医学著作多有"生"字贯穿其中。如《景岳全书·命门余义》云："生气即神气，神自形生，何不可辨。衰者速培犹恐不生，尚堪伐乎，而况其甚者乎。故明师察此，必知孰者已亏，孰者犹可，孰者能益生气，孰者能损生气，孰者宜先攻病气，以保生气，孰者宜先固生气，以御病气。"在保生重命中，张景岳的崇阳思想更为突出，认为"故凡欲保生重命者，尤当爱惜阳气"，说明他对人体精气神"三宝"和人体命门重视之一斑。

（1）崇生重阳，阳非有余：《素问·生气通天论》篇云："阳气者若天与日，失其所则折寿而不彰，故天运当以日光明。是故阳因而上，卫外者也。"张景岳结合易学"乾元资始，阳德为贵"的思想，指出："夫生也者阳也，奇也，一也，丹也。易有万象，而欲以一字统之者，曰阳而已矣。生死事大，而欲以一字蔽之者，亦曰阳而已矣。虽曰阳为阴偶而乾阳健运，阴为阳基而坤静常宁，然坤之所以得宁者，何莫非乾阳之所为？……所以元贯四德，春贯四时，而天地之道，阳常盛，阴常亏，以为万物生生之本，此先天造化之自然也。"并在《大宝论》中对阳气的重要性进行了集中阐述。他以形气、寒热、水火分别举例，认为人体能够维持"通体之温""一生之活""五官五脏之神明不测"，均是依靠阳气。死后阳气不存，"则身冷如冰，灵觉尽灭，形固存而气则去"。并从阳化气、阴成形的角度对阳气的重要性进行论述。又云："寒热者，热为阳，寒为阴；春夏之暖为阳，秋冬之冷为阴。当长夏之暑，万国如炉，其时也，凡草木昆虫，咸苦煎炙，然愈热则愈繁，不热则不盛，及乎一夕风霜，即僵枯遍野。是热能生物，而过热者惟病；寒无生意，而过寒则伐尽。然则热无伤而寒可畏，此寒热阴阳之辨也，非寒强于热乎？"从四季寒热更替导致草木昆虫繁盛变化来说明阳气的重要性。再云："水火者，水为阴，火为阳也。造化之权，全在水火，而水火之象有四，则日为太阳，火为少阳，水为太阴，月为少阴，此四象之真形而人所未达也。"从水火日月属性说明阳气的重要性。最后以此为基础，证明阳气在生命活动中起着决定性作用，不可缺少，从而引出为了生命活动能长期延续，就必须时时顾护阳气，虑其不足，不可损耗。由此得出"阳非有余"的重要论断。并进一步总结"大阳主生，阴主杀"，如果阳气不充沛，则人体的生意就不足。对人体保生而言，最怕阳气衰弱和阴气旺盛，而阴气旺盛的根本原因就是阳气虚衰。所以万物的生死都与阳气密切相关，"阳来则生，阳去则死矣"。最后进一步强调"由此言之，可见天之大宝，只此一丸红日；人之大宝，只此一息真阳。孰谓阳常有余，而欲以苦寒之物，伐此阳气，欲保生者，可如是乎？"由此张景岳形成了以阳气为主，首重阳气的思想，认为人之所以生，就在于元阳（元气）的作用，没有元阳则人体无法存活。在治疗上则体现为顾护元气，重用温补，反对滥用寒凉之品。

（2）尊水重阴，真阴不足：张景岳虽重视阳气，但亦不忽视真阴。他引易数言："天一生水，地六成之。"提出"故天以一奇生水，地以二偶生火。若以物理论之，亦必水火为先，以小验大，以今验古，可知之矣"，他认为万物莫不是由于水才能够成形，可见水是万物之先。他还有"水王于子，子者阳生之初，一为阳数之始，故水为一""水为造化之源，万物之生，其初皆水"之说。综合各方面理论，张景岳认为真阴（元精、元阴、无形之水）为万物造化之源，并从真阴之象、真阴之脏、真阴之用、真阴之病、真阴之治五个方面对真阴进行阐述。

①真阴之象，为真阴外在的表象。张景岳云："所谓真阴之象者，犹家宅也，犹器具也，犹妻外家也。……此阴以阳为主，阳以阴为根也。"他认为《内经》所言"五脏主藏精者也，不可伤，伤则失守而阴虚，阴虚则无气，无气则死矣"，这里五脏的藏精就反映了真阴的情况。《内经》所说"形肉已脱，九候虽调犹死"，这里的形肉也是真阴的表象。张景岳根据《内经》理论，认为形质的好坏，能反映真阴的内在情况，外在的形质可作为真阴之象，反映真阴的充盛与否及损伤情况。

②真阴之脏，即人体真阴所在的脏腑。张景岳云："所谓真阴之脏

张景岳

者，凡五脏五液各有所生，是五脏本皆属阴也。然经曰：肾者主水，受五脏六腑之精而藏之。故五液皆归乎精，而五精皆统乎肾。肾有精室，是曰命门，为天一所居，即真阴之腑。……欲治真阴而舍命门，非其治也。此真阴之脏，不可不察也。"张景岳受《内经》条文启发，认为肾统五脏六腑之精，而肾精均藏于命门。命门藏精，为阴中之水；命门化气，为阴中之火，"命门者，为水火之府，为阴阳之宅，为精气之海，为死生之窦"。命门为人体生命之本、精血之海、真阴之脏。

③真阴之用，是指真阴在生命活动中的功用，亦是真阴的生理功能。张景岳认为，真阴之用与命门水火的功能密切相关。命门之火、命门之水即人体的元气与元精。形体强壮有赖于五液充沛，营卫功能亦有赖于五气的调和。"此命门之水火，即十二脏之化源。故心赖之，则君主以明；肺赖之，则治节以行；脾胃赖之，济仓廪之富；肝胆赖之，资谋虑之本；膀胱赖之，则三焦气化；大小肠赖之，则传导自分。此虽云肾脏之伎巧，而实皆真阴之用，不可不察也。"从中可见，人体五脏六腑功能的正常运行与真阴之用息息相关。

④真阴之病，为真阴异常导致的疾病，这里主要是指真阴不足所致的病证。张景岳认为，真阴之病者多与阴气不足有关，阴气本来就没有多余，阴病以后则更加不足。即使是阴盛于下的情况，其根本原因不是阴盛，而是命门之火衰；而阳盛于标的情况，也并不是真的阳盛，而是命门之水亏虚。命门之水亏虚就会导致阴虚之病层出不穷；命门之火衰弱就会阳虚之证比比皆是。故他指出，真阴之病多见于真阴不足，如非真阴不足，亦与真阴不能化生阳气有关，无水无火的情况，都和真阴之病相关。

⑤真阴之治，是对真阴之病采取的治疗手段。张景岳云："所谓真阴之治者，凡乱有所由起，病有所由生，故治病必当求本。盖五脏之本，本在命门，神气之本，本在元精，此即真阴之谓也。王太仆曰：壮水之主，以制阳光，益火之源，以消阴翳，正此谓也。许学士曰：补脾不如补肾，亦此谓也。……故治水治火，皆以肾气，此止重在命门，而阳以阴为基也。"故他提出，治疗真阴之病，多从命门入手，以补其真

阴为要。而且他认为六味地黄丸、八味地黄丸等方,用茯苓、泽泻渗泄太过,不利真阴恢复,治疗上以"阴中求阳""阳中求阴"之法,另立左、右归丸以培补真阴、真阳。

从上述可知,真阴为病是阴不足,而真阴之用内涵真阳,真阴不足包含真阴水亏和真阴火衰两个方面,病理上两者均有真阴精血的损伤。故张景岳认为"今人之病阴虚者十常八九",治疗应"多以填补真阴,滋养精血",治疗形质为先务。在上述认识的基础上,张景岳结合《素问·阴阳应象大论》"年四十,而阴气自半,起居衰矣"的论述,在《中兴论》中指出:"残损有因,惟人自作,是即所谓后天也。……然求复之道,其道何居? 盖在天在人,总在元气,但使元气无伤,何虞衰败? 元气既损,贵在复之而已。"认为后天失养是人体衰败的重要因素,其治疗关键在回复自身元气,并进一步提出中年求复的思想:"故人于中年左右,当大为修理一番,则再振根基,尚余强半。"即在四十岁中年以后应进行摄生调补以延年益寿,其治疗常以注重后天,顾护元气,以滋补脾肾、补益精血为法。

(3)提倡"三宝",合为一体:张景岳养生思想对人体精气神的重视,与他对精气互生、阴阳互根、真阴真阳及命门学说的思想认识密切相关。其背后又与他对"太极"和"无极"的认识有关。张景岳受朱熹"无极而太极"(淡化无极、太极界限)思想的引导,提出"太极本无极",既强调太极为万物之始,又将无极作为无形无象和阴阳化生之本的抽象概念,寓于太极之中,并进一步引申为"阴阳之气,本同一体""此所谓元阴、元阳,亦曰真精真气也""所谓真阴之脏者,凡五脏五液,各有所主,是五脏本皆属阴也""肾有精室,是曰命门,为天一所居,即真阴之腑""命门居两肾之中,即人身之太极""命门之火,谓之元气;命门之水,谓之元精""盖五脏之本,本在命门;神气之本,本在元精,此即真阴之谓也",从中可见张景岳将真阴类比无极,命门类比太极,并将两者与元阴元阳、精气、元气元精、命门水火、五脏等相关联,构建了一套独特的人体生成理论体系。需要说明的是,对"太极"和"无极"界限的模糊,是张景岳理论构建的重要一环,他说:

张景岳

"至若精气之阴阳，有可分言者，有不可分言者。可分者，如前云清浊对待之谓也；不可分者，如修炼家以精气神为三宝。盖先天之气，由神以化气化精；后天之气，由精以化气化神。是三者之化生，互以为根，本同一气，此所以为不可分也。"其中精气神的相互转化就与太极、无极、阴阳密切相关。由此可见，这种表述既有助于精气互生等理论的推导与阐述，也有利于阴阳互根理论的推演阐释。同时，张景岳还结合《内经》，不断对"精气神"进行强调，如谓："凡人之阴阳，但知以气血、脏腑、寒热为言，此特后天有形之阴阳耳。至若先天无形之阴阳，则阳曰元阳，阴曰元阴。元阳者，即无形之火，以生以化，神机是也，性命系之，故亦曰元气；元阴者，即无形之水，以长以立，天癸是也，强弱系之，故亦曰元精。元精、元气者，即化生精气之元神也。生气通天，惟赖乎此。经曰：得神者昌，失神者亡，即为之谓。"因此，精气神作为人体生命的重要环节，备受重视。此外，张景岳对"精气神"的理解还受到道家思想的影响，前文有述张景岳在《类经·摄生类·古有真人至人圣人贤人》中认为，道家研究"精气神"最为详尽，故他结合道家及《内经》等理论后总结道："愚按诸论，无非精气神之理。"认为生化之道（包括天地万物在内）都以气为其根本，所以天地的营运变化都与之相关，无论是日月星辰的照明、雷雨风云的施布，以及四时万物的生长收藏，都离不开气的作用。人体的生命活动也全赖于气的运行。他将气分为先天、后天两种，提出"先天者，真一之气，气化于虚，因气化形，此气自虚无中来；后天者，血气之气，气化于谷，因形化气，此气自调摄中来"。

张景岳认为"精"即是"形"，天一生水，此水便是精，为有形之祖。同时精（形）与气关系密切，在万事万物中相辅相成。"故《天元纪大论》曰：在天为气，在地为形，形气相感而化生万物矣。……《龙虎经》曰：水能生万物，圣人独知之。《经脉》篇曰：人始生，先成精，精成而脑髓生。《阴阳应象大论》曰：精化为气。故先天之气，气化为精；后天之气，精化为气。精之与气，本自互生，精气既足，神自旺矣。虽神由精气而生，然所以统驭精气而为运用之主者，则又在吾心之神。三者合一，可言道矣。"张景岳将先后天之气与精气互生理论紧密结合，又通过精气与神连接，认为精气足则神健，神健则统御精气有力，这样就能使精气神三者合为一体。此外，张景岳还进一步强调心神调养的重要性："今之人，但知禁欲即为养生，殊不知心有妄动，气随心散，气散不聚，精逐气亡。释氏有戒欲者曰：断阴不如断心，心为功曹，若止功曹，从者都息，邪心不止，断阴何益？此言深得制欲之要，亦足为入门之一助也。"陈述了当时的养生误区，并引用佛教理论进行说明，其中道理于当今社会亦有颇多可取之处。

4. 命门创新说

命门学说的理论创新是浙江"温补学派"的核心特征，张景岳对《难经》的相关理论进行了修正和发挥，认为命门之说虽出于《难经》："命门之义，《内经》本无，惟越人云：肾有两者，非皆肾也。左者为肾，右者为命门。命门者，诸神精之所舍，原气之所系，男子以藏精，女子以系胞也。"（《景岳全书·命门余义》）但他反对《难经》所言的"左肾为肾，右肾为命门"之说。他在《质疑录·论命门之火不可偏诊于右尺》中说："所谓命门之火者，即两肾中之元气也。元气生于命门，而不偏于右。"明确指出命门不在右肾，而在左右两肾中，"即两肾中之元气"。张景岳在《类经附翼·求正录·三焦包络命门辨》中也说："肾两者，坎外之偶也；命门一者，坎中奇也。一以统两，两以包一。是命门总主乎两肾，而两肾皆属于命门，故命门者，为水火之府，为阴阳之宅，为精气之海，为死生之窦"。同时，他还对《难经》"命门与肾同气"思想做了进一步发挥："肾者主水，受五脏六腑之精而藏之"，故以精统五液，又以肾统五精，从而将肾的精室与命门联结。并运用易学理论对命门进行阐释："则命门象极，为消长之枢纽，左主升而右主降，前主阴而后主阳。故水象外暗而内明，坎卦内奇而外偶。肾两者，坎外之偶也；命门一者，坎中之奇也。一以统两，两以包一，是命门总主乎两肾，而两肾皆属于命门。"明确指出命门主乎两肾，为真阴之府、真阳之宅、元气之根、先天之本、生化之源。在此基础上，他又进一步引申出命门的概念，及其与元阴、元阳的关系，认为"肾有精室，是曰命门，为天一所居，即真阴之腑。精藏于此，精即阴中之水也；气化于此，气即阴中之火也。命门居两肾之中，即人身之太极，由太极以生两仪，而水火具焉，消长系焉，故为受生之初，为性命之本。欲治真阴而舍命门，非其治也，此真阴之脏，不可不察也。"将命门水火作为连接真阴和后天阴阳的关键环节，运用"命门""命门水火""元阴元阳"与人体各种生命活动相关联，将命门功能的正常与否，命门之火、命门之水充盈与否，作为人体正气的关键。由此得出"摄育之权，总在命门"。此外，他在李东垣重视脾胃的基础上，进一步认为"以火土言，则土中阳气根于命门"，而主张温命门以补脾土。故他对于中州脾土虚寒的各种病症，多以温补命门之火或温补脾土兼壮命门之火，在脾肾之中，更重视肾与命门的调理。

5. 反驳相火贼

在张景岳引太极以释命门的过程中，认为"人身之太极，由太极以生两仪，而水火具焉，消长系焉，故为受生之初，为性命之本"。结合《内经》"君火以明，相火以位"之旨，对李东垣"相火为元气之贼"的说法提出了异议。他说："盖总言大体，则相火当在命门，谓根在下，为枝叶之本也。析言职守，则脏腑各有君相，谓志意所出，无不从乎形质也。"认为受情欲影响而动，是邪念、邪火、邪气；而相火是正气，由元气积蓄而来。其如身家产业之根本，子孙贤则能守之，子孙不肖则能荡之。其问题在于子孙之废与不废，与身家根本无关。而相火亦是人体之身家根本，既然称相，就不应该以贼言之。况且凡是伤人之贼火，并非是君相之真火，无论其在内、还是在外，都是邪火。从而明确提出邪火与相火不可混淆，邪火可言贼，而相火不可。事实上，张景岳提出"阳非有余""相火不可言贼"等论，也是从另一侧面来强调命门元气的重要性。如他将命门与脾胃进行比较，认为"命门为精血之海，脾胃为水谷之海，均为五脏六腑之本。然命门为元气之根，为水火之宅。五脏之阴气，非此不能滋；五脏之阳气，非此不能发。而脾胃以中州之土，非火不能生，然必春气始于下，则三阳从地起，而后万物得以化生。岂非命门之阳气在下，正为脾胃之母乎？吾故曰：脾胃为灌注之本，得后天之气也；命门为化生之源，得先天之气也。此其中固有本末之先后。"
可见张景岳在先后天之本中，更重视先天命门元气，所以他赞同许叔微
所言"补脾不如补肾"之说，治疗上强调"无火无水，皆在命门，总曰
阴虚之病，不可不察也""故治水治火，皆从肾气，此正重在命门，而
阳以阴为基也"。并提出以左归丸、右归丸进行治疗，"因制二归丸方，
愿与知本知音者共之"。

6. 治法用温补

张景岳是浙江"温补学派"的代表性医家，学术理论上崇生重阳，
并以命门为人体生命活动的根本，他认为"命门有生气，即乾元不息之
机也""命门为元气之根。……脾胃以中州之土，非火不能生""易有万
象，而欲以一字统之者，曰阳而已矣。生死事大，而欲以一字蔽之者，
亦曰阳而已矣。……阳常盈，阴常亏，以为万物生生之本，此先天造化
之自然也"。突出阳气主导着人体的生命活动，"夫阴以阳为主，所关于
造化之源，而为性命之本者，惟斯而已"。为保护人体生命运动的"生
生不息"之机，张景岳特别重视温补方法，并在其临床实践中贯彻和体
现。如张景岳在《景岳全书·新方八阵·热略》中就说到："观丹溪曰
气有余便是火。余续之曰气不足便是寒。夫今人之气有余者，能十中之
几？其有或因禀受或因丧败，以致阳气不足者，多见寒从中生，而阳衰
之病无所不致。第其由来者渐，形见者微，当其未觉也，孰为之意，及
其既甚也，始知治难。矧庸医多有不识，每以假热为真火，因复毙于无
形无响者，又不知其几许也。故惟高明见道之士，常以阳衰根本为忧，
此热方之不可不预也。"尤其需要说明的是，张景岳特别重视命门元气，
他说："夫疾病之实固为可虑，而元气之虚应尤甚焉。……若实而误补
随可解救，虚而误攻不可生矣。"所以张景岳用温法以愈"阳衰"，用补
法以应"元气之虚"，其温补之法，总以"阳气"的虚衰为依据，以重
生保命，保护人体生命的"生生不息"之机为目的。

7. 临证重脾肾

张景岳认为天一生水中的天一即阳，赖此一阳而水能生物、水能
化气。正如他所谓："不观乎春夏之水，土得之而能生能长者，非有此

张景岳

· 057 ·

一乎？秋冬之水，土得之而不生不长者，非无此一乎？不惟不生而自且为冻，是水亦死矣。可见水之所以生，水之所以行，孰非阳气所主？此水中有阳耳，非水即为阳也。"即水体纯阴，其用纯阳，这样就将尊水重阴与崇生重阳两种思想合为一体。同样在阐述命门真阴学说时，运用阴阳一体理论，认为阴中有阳，阳中有阴。并认为肾主命门，为水火之宅，为精血之海，人体生化之源。故张景岳在临床上常以外在的形质的好坏来反映命门精气的充盈与否，并在"治形论"中提出："虽治形之法，非止一端，而形以阴言，实惟精血二字足以尽之。所以欲祛外邪，非从精血不能利而达；欲固中气，非从精血不能蓄而强。"而在精血的调养中张景岳对脾肾两者最为重视。对于脾肾两脏，他说："病由中焦，则当以脾胃为主，宜参、芪、白术、干姜、甘草之属主之，温阳益气，益气以助阳；若察其病由下焦，则当以命门母气为主，宜人参、熟地、当归、山药、附子之属。"认为"是以水谷之海，本赖先天为之主，而精血之海，又必赖后天为之资""盖人之始生，本乎精血之原，人之既生，由乎水谷之养，非精血无以为形体之基，非水谷无以成形体之壮"。所以在治疗中尤为重视脾肾的调养，常常阴阳并补以顾护脾肾，并由此开创补脾、补肾或温脾肾同补的系列方剂，用以治疗各类疾病。

（二）诊治经验

张景岳除了医学思想理论对后世产生深远影响外，在临床也积累了特别丰富的实践经验，而正是因为临证重视脾肾，临床用药以温补为主特色，使张景岳成为浙江"温补学派"的代表人物。在四十余年的临床实践中，张景岳医名远播，活人无数，其所治病证内、外、妇、儿、五官诸科无所不包，且临证时师古而不泥古，治疗之法每有创见，尤擅温补。现就其中部分常见疾病举例。

1. 瘟疫

张景岳认为"瘟疫本即伤寒，无非外邪之病，但染时气而病无少长率相似者，是即瘟疫之谓"。其发病有内在因素和外在因素。内因与人体正气的虚弱有关，他说："然而伤寒瘟疫，多起于冬不藏精及辛苦饥饿之人。盖冬不藏精，则邪气乘虚易入；而饥饿劳倦之流，则受伤尤甚。故大荒之后，必有大疫，正为此也。"他认为人体精气不足或虚弱是其中的关键。对于外因，他提出："至于客气变迁，岁时不同，故有冬行春令，则应冷反温；夏行冬令，则应热反冷。春秋皆然，是则非其时而有其气。"认为气候异常是瘟疫发生的关键外因。并根据疾病情况制定了汗散法、温散法、凉散法、补散法、补虚法、温补法、清利法、吐法、下法等一系列治法，而其中特色之处仍在温补，这与张景岳临床实践经历有关。万历乙巳岁，北京城发生瘟疫，张景岳对中年老体衰或内伤导致人体精气不足的瘟疫患者，用温补兼发散之法救活数十人。受此启发，张景岳撰写了"伤寒无补法辨"一文，认为"夫伤寒之邪，本皆自外而入，而病有浅深轻重之不同者，亦总由主气之有强弱耳"，提出如正虚外感，完全可以扶正祛邪，补以治虚，非以治实，必不会有关门留寇之虑，并举仲景小柴胡汤中人参、柴胡并用，东垣补中益气汤中参、术、升、柴并用为例，认为散邪固本同用早有范例，"此自逐中有固，固中有逐，又岂皆补住关门之谓乎？"瘟疫用温补之法，与"温补学派"药用辛凉、寒凉正好相反，证之近年流行的瘟疫（非典型性肺炎、新型冠状病毒感染性肺炎等）采用辛温发散之麻黄、柴胡、升麻、细辛等药取效，如出一辙。

2. 咳嗽

张景岳认为"咳嗽之要，止惟二证，何为二证？一曰外感，一曰内伤而尽之矣"，将咳嗽分为外感与内伤两类。他将温补之法常用于内伤咳嗽。他说："凡内伤之嗽，必皆本于阴分。何为阴分？五脏之精气是也。然五脏皆有精气，而又惟肾为元精之本，肺为元气之主。""五脏之气分受伤，则病必自上而下，由肺由脾以及于肾；五脏之精分受伤，则病必自下而上，由肾由脾以极于肺，肺肾俱病，则他脏不免矣。"从中可见肺、脾、肾三脏与元气、元精关系紧密，最为重要。张景岳认为五脏之精皆藏于肾，肾水干涸，子令母虚而致劳损咳嗽，"当以壮水滋阴为主，庶肺气得充，嗽可渐愈，宜一阴煎、左归饮、琼玉膏、左归丸、六味地黄丸之类择而用之"。因元阳下亏，生气不布，以致脾困于中，

张景岳

肺困于上而喘促、痞满，等等，证见虚寒而咳嗽不已者，但补其阳而嗽自止，宜右归饮、右归丸、八味地黄丸、大补元煎、六味回阳饮、理中汤、劫劳散之类。

3. 痰饮

张景岳认为虽然五脏疾病均可以导致痰涎的生成，但最主要的还是在于脾肾两脏。由于痰的生成以元气为本，与脾肾密切相关，他说："夫痰即水也，其本在肾，其标在脾，在肾者，以水不归源，水泛为痰也，在脾者，以食饮不化，土不制水也。"所以张景岳的治痰思想以扶正祛邪、培补元气为本，反对单纯治痰，提倡以温补脾肾以治痰之本，使根本渐充，则痰不治而愈。即他所谓"治痰之法无他，但能使元气日强，则痰必日少，即有微痰，亦自不能为害，而且亦充助胃气"。若形羸气弱，年及中衰者，多虚痰。虚痰"或以多病，或以劳倦，或以忧思酒色，致成劳损、非风、卒厥者，或脉见细数，脏无阳邪，时为呕恶泄泻，气短声喑等证"，只要察"其形气病气本无有余者，皆为虚痰"，治疗当以温补脾肾为本。因痰饮多见脾肾受伤之候，若治疗不求此根本，则难以取效。健运脾脏则水谷得以化为精微输布全身，脾虚不能运化则饮食水谷停而作痰；肾虚则水液代谢失常导致水泛为痰，需温肾以助水液气化。故治疗以温补脾肾为主，恰与张仲景以"温药和之"之法相类，并扩大了"温药"的临床应用范围，同时在病因病机认识和选方用药上均有扩展，对后世痰饮治疗产生了深远影响。

4. 泄泻

张景岳在泄泻论证之首就提出："泄泻之本，无不由于脾胃。盖胃为水谷之海，而脾主运化，使脾健胃和，则水谷腐熟，而化气化血以行营卫。若饮食失节，起居不时，以致脾胃受伤，则水反为湿，谷反为滞，精华之气不能输化，乃致合污下降，而泻痢作矣。"其论治则提出温补脾肾为主，又分为脾泄、肾泄。脾泄者为"脾气稍弱，阳气素不强者，一有所伤，未免即致泄泻，此虽为初病，便当调理元气"。若因泻而神气困倦者，可用养中煎（人参、山药、白扁豆、炙甘草、茯苓、干姜），或温胃饮（人参、白术、扁豆、陈皮、干姜、炙甘草、当归），或圣术煎（白术、干姜、肉桂、陈皮），或四君子汤（人参、白术、茯苓、炙甘草），或五君子煎（人参、白术、茯苓、炙甘草、干姜）。若微寒兼滞而不虚者，宜佐关煎（厚朴、陈皮、山药、扁豆、炙甘草、猪苓、泽泻、干姜、肉桂）。若脾虚而微滞者，宜五味异功散（人参、茯苓、白术、陈皮、甘草）。若脾虚而微寒微滞者，宜六味异功煎（五君子煎加陈皮），或温胃饮。若因饮食不调，忽而溏泻，以渐而甚，或见微痛，但所下酸臭，而颜色淡黄，为脾虚胃寒不化之证，宜用五德丸（补骨脂、炒干姜、制吴茱萸、木香、五味子），更严重者，宜用胃关煎（熟地黄、山药、白扁豆、炙甘草、焦干姜、吴茱萸、白术）。若为久泄，"久泻无火，多因脾肾之虚寒也"，不可治标宜治本。单纯脾虚可用四君子汤、参术汤、参苓白术散等健脾助运。若兼寒则用五君子煎、黄芽丸（人参、焦干姜）、五德丸。若虚寒兼滞而闷，用六味异功煎、温胃饮、圣术煎。若脾气虚寒之甚，而饮食减少，神疲气倦，宜参附汤、术附汤、十全大补汤。若病在下焦，肾气虚而微热者，宜六味地黄汤；微寒者，宜八味地黄汤，或胃关煎。若寒湿溏泄不止，也可用苍术丸（云苓、白芍、炙甘草、川椒、小茴香、厚朴、苍术、破故纸）。若久泻元气下陷，大肠虚滑不收者，须在补剂中加乌梅、五味子、粟壳之类固涩之品。至于肾泄者，为兼真阳不足而为泄泻者，多见脐下疼痛，或兼食入已久而不化，或见呕恶溏泻，或泻不甚臭而多见完谷等。常于五更或天明洞泄数次者，多因"肾为胃关，开窍于二阴，所以二便之开闭，皆肾脏之所主，今肾中阳气不足，则命门火衰，而阴寒独盛，故于子丑五更之后，当阳气未复，阴气盛极之时，即令人洞泄不止也"，可用椒附丸（椒红、桑螵蛸、龙骨、山茱萸、附子、鹿茸）、五味子散（五味子、吴茱萸）治疗，若要固肾之气阴，则用八味地黄丸。张景岳在此基础上，还特制了胃关煎、一炁丹（人参、制附子）、九炁丹（熟地黄、制附子、肉豆蔻、炮姜、吴茱萸、补骨脂、荜茇、五味子、炒甘草）、复阳丹（附子、炮姜、胡椒、北五味、炙甘草、白面）等，辨证施用每有佳效。还有大泻如倾，元气渐脱者，宜速用四味回阳饮（人参、制附子、炮姜、炙甘草），或六味回阳饮（人参、制附子、炮姜、炙甘草、

张景岳

熟地黄、当归）主之。若前药未能速效，则宜速灸气海，以挽回下焦之阳气，同时加服人参膏。

5. 痢疾

痢疾一证，明代医家多认为是夏秋之交暑热之毒邪蓄久而发，而张景岳则认为是由于天气炎热的同时过食生冷所致。他说："但胃强气实者，虽日用水果之类，而阳气能胜，故不致疾。……脾肾本弱，则随犯随病，不必伏寒，亦不必待时，尤为易见。"认为此病为本虚标实，本为脾胃虚弱，而标为寒而非热。"痢疾之作，惟脾肾薄弱之人极易犯之。夫因热贪凉，致伤脏气，此人事之病，非天时之病也。今之治痢者，止知治天时之热，不知治人事之寒何也？"他认为虚寒证为痢疾所常见，多由寒邪侵袭或过食生冷所致，治宜温补脾肾之法。张景岳认为，即使是湿热等所致的实证，也时刻要考虑兼顾温补脾肾。如"湿热邪盛，而烦热喜冷。……若数剂不效，便当思顾脾肾矣。""痢有发热者，似乎属火。……必宜胃关煎及右归丸之属主之。"因为痢疾所下多为水谷精微，甚至人体精血所化，日久可伤及人体根本。而痢疾后期则更需温补，"病痢，凡脾肾俱虚而危剧可畏者……或兼用四维散（人参、制附子、炒干姜、炙甘草、乌梅肉）、九炁丹、复阳丹，庶可保全也。"脾虚为主，先予胃关煎，后以温胃饮。肾虚为主用四维散、九炁丹或复阳丹。若久痢阳虚或过用寒凉而治脾肾阳衰，则以灸百会、气海、天枢、神阙等外治法，以回阳救急。

6. 痞满

张景岳论痞满之证以虚实为辨，认为"无物无滞而痞者，虚痞也。……无胀无痛而满者，虚满也。……虚痞虚满者，非大加温补不可"。他指出忧思、劳倦、饥饱失时，或脾胃虚弱过用寒凉者，均可致虚寒之痞。并云："盖脾胃属土，土虚者多因无火，土寒则气化无权，故多痞满。"认为脾虚多兼有寒，寒则中焦气化不利，而成痞满。故治疗用温药以除中脏之寒，使气化得复，则痞满自消。

7. 不寐

张景岳认为，不寐存在"无邪不寐者"，为营气不足，"营主血，血

温补学派

虚则无以养心，心虚则神不守舍，故或为惊惕，或为恐畏，或若有所系恋，或无因而偏多妄思，以致终夜不寐，及忽寐忽醒，而为神魂不安等证"，主要以益气养血、温补脾胃为治法。思虑过度致劳伤心脾，气虚精陷而成怔忡、惊悸、不寐者，用寿脾煎（白术、当归、山药、炙甘草、酸枣仁、制远志、炮姜、炒莲了肉、人参）或归脾汤。若七情内伤导致血气耗损、神伤精亏而无寐者，可用五福饮（人参、熟地黄、当归、甘草、白术）、七福饮（人参、熟地黄、当归、炒白术、炙甘草、酸枣仁、制远志）。若营卫损伤致气血亏神伤而昼夜不寐者，用大补元煎（人参、炒山药、杜仲、熟地黄、当归、枸杞子、山茱萸、炙甘草）加减。若劳倦伤心脾中气下陷兼外感寒热而不寐者，用补中益气。同时张景岳认为虚证不寐治疗关键在气血，无论劳倦思虑，均可耗伤气血，并认为"神魂无主，所以不寐，即有微痰微火，皆不必顾，只宜培养气血，血气复则诸证自退"。兼有些许杂症者，仍当以补养气血为主，不宜过于攻治。"若兼顾而杂治之，则十曝一寒，病必难愈，渐至元神俱竭而不可救者有矣"。

8. 虚损

张景岳认为虚损之证，精气受伤为其中关键，而精气属人之阴分，为天一之根，形质之祖。所以张景岳提出"病之虚损，变态不同。因有五劳七伤，证有营卫脏腑，然总之则人赖以生者，惟此精气，而病为虚损者，亦惟此精气"。分而言之则"气虚者，即阳虚也；精虚者，即阴虚也"。治疗上"但当培其不足，不可伐其有余"。对于阴阳俱虚者则"阳为有生之本，而所重者，又单在阳气耳"，当以扶阳为主。阳虚则阳气不足，寒从中生，但若等寒象显现，则阳气已经衰败。所以只要有虚弱之证而无热者，就是阳虚之证，治以温补元气，"使阳气渐回，则真元自复"。提出"盖阳虚之候，多得之愁忧思虑以伤神，或劳役不节以伤力，或色欲过度而气随精去，或素禀元阳不足而寒凉致伤等，病皆阳气受损之所由也。欲补阳气，惟辛甘温燥之剂为宜，万勿兼清凉寒滑之品，以残此发生之气，如生地、芍药、天麦门冬、沙参之属，皆非所宜，而石斛、玄参、知、柏、芩、连、龟胶之类，则又切不可用"。若

张景岳

命门阳分不足，用右归饮、右归丸。而对阴虚之证，欲滋其阴，惟宜甘凉醇静之物。张景岳提出"然阴虚者，因其水亏，而水亏者，又忌寒凉，盖苦劣之流，断非资补之物。其有火盛之甚，不得不从清凉者，亦当兼壮水之剂，相机间用，而可止即止，以防其败，斯得滋补之大法"。

9. 积聚

张景岳认为积聚的病因病机为"虚邪之风，与其身形，两虚相得，乃客其形"。若人体无虚，则邪不能独伤人，并认为积聚的传变过程为虚邪中人，留而不去，久则传舍于肠胃之外募原之间，留着于脉，稽留而不去，息而成积。故他创造性提出"凡脾肾不足及虚弱失调之人，多有积聚之病。盖脾虚则中焦不运，肾虚则下焦不化，正气不行则邪滞得以居之"的温补思想，治疗时强调"养正积自除"之法。

10. 虚痛

张景岳治虚痛之法，阳不足者，予温补温经之法；阴不足者，上虚而痛，心脾受伤，予补中之法；下虚而痛，脱泄亡阴，予温补命门。可见阴不足者，治疗仍用温补。以此为据，张景岳对"论诸痛不宜补气"之说提出质疑，其关键在于疾病治疗需辨人体虚实。如张景岳在《景岳全书·伤寒典》所言："夫伤寒之邪，本皆自外而入，而病有浅深轻重之不同者，亦总由主气之有强弱耳。……倘以邪实正虚而不知固本，将何以望其不败乎？矧治虚治实，本自不同，补以治虚，非以治实，何为补住寒邪？补以补中，非以补外，何谓关门赶贼？"认为外感伤寒根据邪实正虚情况，亦可补正固本，与虚痛补气之法同理。

11. 月经病

张景岳认为："经血为水谷之精气，和调于五脏，洒陈于六腑，乃能入于脉也。凡其源源而来，生化于脾，总统于心，藏受于肝，宣布于肺，施泄于肾，以灌溉一身。"故他对月经病的治疗更注重温补脾肾。如月经先期，他说："然虚者极多，实者极少，故调经之要，贵在补脾胃以资血之源，养肾气以安血之室。知斯二者，则尽善矣。"认为血寒经迟者，"亦惟阳气不足，则寒从中生，而生化失期，是即所谓寒也。""凡阳气不足，血寒经迟者，色多不鲜，或色见沉黑，或涩滞而少，其脉或微、或细，或沉迟弦涩，其脏气形气必恶寒喜暖。凡此者，皆无火之证，治宜温养血气。"

12. 小儿病

张景岳治疗小儿病也善用温补之法，如慢惊风，认为"此脾虚生风，无阳证也"，宜培元温补精血之法。小儿吐泻，认为"虚寒者居其八九，实热者十中一二"，治疗重在温补脾气。小儿腹胀腹痛，张景岳亦认为虚寒证居多，"虽曰多由积滞，然脾胃不虚，则运化以时，何致作胀？是胀必由于虚也。若胃气无伤而腹中和暖，则必无留滞作痛，是痛多由乎寒也。故治痛治胀者，必当以健脾暖胃为主"。又如痞病，张景岳亦认为重在培补脾胃，"若但知攻痞，则胃气益弱，运化失权，不惟不能消痞，且致脾土亏损，则痞邪益横而变百出矣。"再如痘疮见泄泻、呕吐腹痛，而别无寒热等证，无论痘前痘后，俱速宜温脾肾。由此可见，张景岳认为小儿体质柔嫩，气血未坚，其培育方生之气之法，重在温补脾肾，培补命门元气，即使有实邪为患，攻消之法只可暂用，不可过用以免消耗本源。需要指出的是，张景岳还专门撰写《小儿补肾论》，对世医所谓"小儿无补肾法"提出辩驳，提出："夫小儿之精气未盛，后天之阴不足也；父母之多欲水亏，先天之阴不足也。阴虚不知治本，又何藉于人为以调其元、赞其化乎？""小儿于初生之时，形体虽成而精气未裕，所以女必十四，男必十六，而后天癸至。"所以小儿亦常有肾精不足，且天癸未至则肾气不充。而且"小儿之病，其所关于肾气者非眇"，所以张景岳对小儿病常用温补脾肾之法尤为重视。

四、原文选释

【原文】欲不可纵，纵则精竭。精不可竭，竭则真散。盖精能生气，气能生神，营卫一身，莫大乎此。故善养生者，必宝其精，精盈则气盛，气盛则神全，神全则身健，身健则病少，神气坚强，老而益壮，皆本乎精也。（《类经·摄生类》）

张景岳

【阐释】此段为张景岳阐释《上古天真论》条文"以欲竭其精，以耗散其真"所注，古人养生高度重视人体之"精气神"，如《淮南子·原道训》云："夫形者，生之舍也；气者，生之充也；神者，生之制也。"《太平经》云："人之所生者神，所托者形。""人有一身，与精神常合并也，形者乃主死，精神者乃主生，常合则吉，去则凶，无精神则死，有精神则生。常合即为一，可以长存也。"所以张景岳在倡导温补学术时，特别注重"精气神"的保养。他在《类经·疾病类》提出："人生所赖，惟精与神。精以阴生，神从阳化，故阴平阳秘，则精神治矣。"又在《类经·针刺类》提到："形者神之体，神者形之用。无神则形不可活，无形则神无以生。"还在《类经·运气类》提出："阳气为神，阳盛则神全；阴气为鬼，阳衰则鬼见。阴阳合气，命之曰人。其生在阳，其死在阴。故曰得神者昌，得其阳也；失神者亡，失其阳也。"此外"治形论""大宝论""真阴论"亦与此密切相关，并认为"今之人，但知禁欲即为养生，殊不知心有妄动，气随心散，气散不聚，精逐气亡"。提出养生不仅要禁欲，还要注意调养心性。

【原文】故善补阳者，必于阴中求阳，则阳得阴助而生化无穷；善补阴者，必于阳中求阴，则阴得阳升而泉源不竭。故以精气分阴阳，则阴阳不可离；以寒热分阴阳，则阴阳不可混。（《类经·疾病类》）

【按】张景岳虽为浙江"温补学派"代表性人物，但他高度重视人体阴阳一体。他将阴阳统一于命门，强调阴阳互根互用。提出人体阴阳从气血、脏腑、寒热为言者，为后天之阴阳；先天无形之阴阳则为元阴、元阳，统一于命门。并认为"夫阴根于阳，阳根于阴，阴以阳生，阳以阴长。所以圣人春夏则养阳，以为秋冬之地，秋冬则养阴，以为春夏之地，皆所以从其根也"。此段条文"阴中求阳、阳中求阴"，就是以阴阳互根为基础提出的治法。《景岳全书·传忠录》亦有相似论述："凡病有不可正治者，当从阳以引阴，从阴以引阳，各求其属而衰之。如求汗于血，生气于精，从阳引阴也。又如引火归原，纳气归肾，从阴引阳也。此即水中取火，火中取水之义。"

【原文】故凡欲保生重命者，尤当爱惜阳气，此即以生以化之元神，不可忽也。（《景岳全书·传忠录》）

【按】此段着重阐述了张景岳养生"重阳"的学术思想。中国传统文化历来对阳气非常重视，如《周易·象传》云："大哉乾元，万物资始，乃统天。"又如《素问·生气通天论》云："阳气者，若天与日，失其所则折寿而不彰，故天运当以日光明。"以此为基础，张景岳结合《内经》"损者益之""劳者温之""寒者热之""虚则补之"等思想，尤为重视温补疗法在临床中的应用，同时结合"盖阴不可以无阳，非气无以生形也；阳不可以无阴，非形无以载气也"的思想认识，临床用药常以"阴中求阳、阳中求阴"，阴阳并补为其特色。

【原文】阳来则物生，阳去则物死。凡日从冬至以后，自南而北谓之来，来则春为阳始，夏为阳盛，阳始则温，温则生物，阳盛则热，热则长物；日从夏至以后，自北而南谓之去，去则秋为阴始，冬为阴盛，阴始则凉，凉则收物，阴盛则寒，寒则藏物，此阴阳生杀之道也。（《类经·阴阳类》）

【阐释】张景岳根据日常生活的观察，即地理、气候、环境因素，论述其"重阳"思想。

【原文】二者，阴也，后天之形；一者，阳也，先天之气。神由气化，气本乎天，故生发吾身者，即真阳之气也；形以精成，精生于气，成立吾身者，即真阴之精也。经云：女子二七天癸至，男子二八天癸至。又云：人年四十而阴气自半。所谓阴者，即吾之精，造吾之形也。人生全盛之数，惟二八后至四旬外，前后止二十余年，则形体渐衰。故丹溪引日月之盈亏，以为阳常有余、阴常不足，立补阴丸为神丹。不知天癸未至，本由乎气，而阴气自半，亦由乎气，是形虽属阴，而气则从阳也。故人身通体之温者，阳气也。及既死，则形存气去，此阳脱在前，阴留在后。可见生由乎阳，死亦由乎阳，非阳能死物也。阳来则生，阳去则死。故经云：阳气者，若天与日，失其所则折寿而不彰。可见人之生，只此一息真阳为运行。孰谓阳常有余，而以苦寒之味伐此阳

张景岳

气乎？（《质疑录·论阳常有余》）

【阐释】张景岳学医初期对朱丹溪"阳常有余，阴常不足"的观点深信不疑，但随着临床阅历的加深，发现当时医家多因沿袭朱丹溪的理论，临证多用寒凉攻伐之法，导致人体阳气损耗，从而认识到朱氏理论的偏颇，并对"阳常有余"的观点进行批判与修正。所以张景岳在《质疑录·论苦寒补阴之误》云："凡物之死生，本由乎阳气。顾今人病阴虚者，十尝八九，不知此阴字，正阳气之根也。阴不可无阳，阳不可无阴。故物之生也，生于阳，而物之成也，成于阴，则补阴者，当先补阳。自河间主火之说行，而丹溪以苦寒为补阴之神丹，举世宗之，尽以热证明显，人多易见；寒证隐微，人或不知；且虚火、实火之间，尤为难辨。孰知实热为病者，十不过三四，而虚火为患者，十尝有六也。实热者，邪火也。邪火之盛，元气本无所伤，故可以苦寒折之，亦不可过剂，过则必伤元气。虚火者，真阴之亏也。真阴不足，岂苦寒可以填补？人徒知滋阴之可以降火，而不知补阳之可以生水。吾故曰使刘、朱之言不息，则轩岐之道不著。"

【原文】命门之义，《内经》本无，惟越人云肾有两者，非皆肾也。左者为肾，右者为命门。命门者，诸神精之所舍，原气之所系，男子以藏精，女子以系胞也。（《景岳全书·传忠录》）

【阐释】张景岳认为首先对命门进行阐述的是《难经》，但对《难经》的论述并非完全认同，因此对《难经》命门的相关理论进行了修正与发挥。如在《类经附翼·真阴论》中提出："肾有精室，是曰命门，为天一所居，即真阴之腑。精藏于此，精即阴中之水也；气化于此，气即阴中之火也。命门居两肾之中，即人身之太极，由太极以生两仪，而水火具焉，消长系焉，故为受生之初，为性命之本。"认为命门主两肾，居于两肾之中，为人身之太极，为真阴之府、真阳之宅、元气之根、先天之本、生化之源。同时命门水火即真阴真阳，与人体各种生命活动密切相关。

【原文】命门为精血之海，脾胃为水谷之海，均为五脏六腑之本。

然命门为元气之根，为水火之宅。五脏之阴气，非此不能滋；五脏之阳气，非此不能发。而脾胃以中州之土，非火不能生，然必春气始于下，则三阳从地起，而后万物得以化生。岂非命门之阳气在下，正为脾胃之母乎？吾故曰：脾胃为灌注之本，得后天之气也；命门为化生之源，得先天之气也，此其中固有本末之先后。此以三焦论火候，则各有所司，而何以皆归之命门？不知水中之火，乃先天真一之气，藏于坎中，此气自下而上，与后天胃气相接而化，此实生生之本也。（《景岳全书·传忠录》）

【按】张景岳认为"命门为精血之海，脾胃为水谷之海，均为五脏六腑之本"，所以调理五脏精气离不开脾肾两脏。而"脾胃以中州之土，非火不能生"，所以人体生生之本，还在温补命门。对于此段，张景岳补肾重于补脾的论述，叶天士提出了异议，提出："先天之本在命门，后天之本在脾胃。有生之后，惟以脾胃为根本，资生之本，生化之源，故人绝水谷则死。精血亦饮食化生，经云人受气于谷，余独重脾胃。"两说均可参考，不可偏废。

【原文】虽治形之法，非止一端，而形以阴言，实惟精血二字足以尽之。所以欲祛外邪，非从精血不能利而达；欲固中气，非从精血不能蓄而强。水中有真气，火中有真液，不从精血，何以使之降升？脾为五脏之根本，肾为五脏之化源，不从精血，何以使之灌溉？然则精血即形也，形即精血也，天一生水，水即形之祖也。故凡欲治病者，必以形体为主；欲治形者，必以精血为先，此实医家之大门路也。（《景岳全书·传忠录》）

【按】张景岳在《类经·论治类》中提出："故形不足者，阳之衰也，非气不足以达表而温之。精不足者，阴之衰也，非味不足以实中而补之。"与此段印证可知，张景岳在治疗真阴不足时注重滋补精血，但并非单独滋阴，还要辅以温阳。此法为温补精血之法，有别于朱震亨之滋阴、李东垣之补中，为其温补理论最具特色之处。具体治疗法门可参看张景岳在《类经·疾病类》所言："惟是用补之法，则脏有阴阳，

张景岳

药有宜否，宜阳者必先于气，宜阴者必先乎精。阳以人参为主，而芪、术、升、柴之类可佐之；阴以熟地为主，而茱萸、山药、归、杞之类可佐之。然人参随熟地，则直入三阴；熟地随芪、术，亦上归阳分。但用药当如盘珠，勿若刻舟求剑。且人伤于寒而传为热，则阳胜伤阴者多，故利于补阴者十之七八，利于补阳者十之二三。然阴中非无阳气，佐以桂、附，则真阳复于命门；佐以姜、草，则元气达于脾胃。"

五、医案选按

1. 袁翁伤寒案

余尝治一袁翁，年逾七旬，陡患伤寒，初起即用温补调理，至十日之外，正气将复，忽尔作战，自旦到辰，不能得汗，寒栗危甚，告急于余。余用六味回阳饮，入人参一两，姜、附各三钱，使之煎服。下咽少顷，即大汗如浴，时将及午，而浸汗不收，身冷如脱，鼻息几无，复以告余。余令以前药，复煎与之。告者曰：先服此药，已大汗不堪，今又服此，尚堪再汗乎？余笑谓曰：此中有神，非尔所知也。急令再进，遂汗收神复，不旬日而起矣。呜呼！发汗用此，而收汗复用此，无怪乎人之疑之也。而不知汗之出与汗之收，皆元气为之枢机耳。故余纪此，欲人知阖辟之权，不在乎能放能收，而在乎所以主之者。（《景岳全书·伤寒典》）

【按】六味回阳饮，张景岳常用于治阴阳将脱等证，此案患者为本衰而正邪交争，战而不汗。张景岳所云："伤寒欲解，将汗之时，若其正气内实，邪不能与之争，则但汗出自不作战，所谓不战，应知体不虚也，若其人本虚，邪与正争，微者为振，甚则为战，正胜邪则战而汗解矣。"与此案正相应。患者年老本衰，药后战汗，见大汗如浴，身冷如脱，为元气将脱之象，此证亦为六味回阳饮主治，张景岳常用此方治疗肉振汗多者，加炙黄芪四五钱或一两，或冬白术三五钱。此案高明之处在于见症之初即直达本源，于本衰元气不足之处着手，守方治疗，而获全功。

2. 阴虚伤寒案

余在燕都，尝治一王生，患阴虚伤寒，年出三旬，而舌黑之甚，其芒刺干裂，焦黑如炭，身热便结，大渴喜冷，而脉则无力，神则昏沉。群医谓阳证阴脉，必死无疑。余察其形气未脱，遂以甘温壮水等药，大剂进之以救其本，仍间用凉水以滋其标。盖水为天一之精，凉能解热，甘可助阴，非若苦寒伤气者之比。故于津液干燥，阴虚便结，而热渴火盛之证，亦所不忌。由是水药并进，前后凡用人参、熟地辈各一二斤，附子、肉桂各数两，冷水亦一二斗，然后诸证渐退，饮食渐进，神气俱复矣。但察其舌黑则分毫不减，余甚疑之，莫得其解。再后数日，忽舌上脱一黑壳，而内则新肉灿然，始知其肤腠焦枯，死而复活。使非大为滋补，安望再生？（《景岳全书·伤寒典》）

【按】张景岳所倡"命门学说"最重视人体真阴、真阳，并认为阴阳一体，互根互用，此案可做验证。是案病起伤寒，症见身热便结，大渴喜冷，舌苔炭黑，焦裂起刺，邪热之象明显，而脉无力，神昏沉，阴津枯竭之象亦现。故以人参、熟地黄、桂附重剂以甘温壮水救其本，并间用凉水以滋其标，使精气互生、神气俱复而得痊愈。此案若非辨证精准，且对诸药临床应用娴熟至此，断不可活。

3. 下膈案

余尝治一中年之妇患此证（下膈）者，因怒因劳，皆能举发。发时必在黄昏，既痛且吐，先吐清涎，乃及午食，午食尽，乃及晨食，循次而尽，方得稍息，日日如是，百药不效。乃相延视，则脉弦而大。余曰：此下膈证也。夫弦为中虚，大为阴不足，盖其命门气衰，则食至下焦，不能传化，故直至日夕阳衰之时，则逆而还出耳。乃用八味、参、杞之属，大补阴中之阳，随手而应。自后随触随发，用辄随效，乃嘱其加意慎重，调到年余始愈。（《类经·针刺类》）

【按】此案为下膈，是噎膈证的一种，与上膈相对。上膈是食入即吐，下膈指朝食暮吐。张景岳认为病在下焦，当以命门元气为主。故治以温补命门气衰为本，药用八味、参、杞之属，属"善补阳者，必于阴中求阳，则阳得阴助而生化无穷"之法。命门之气得补，则疾病得愈。

4. 下消不寐案

省中周公者，山左人也。年逾四旬，因案牍积劳，致成羸疾，神困食减，时多恐惧。自冬春达夏，通宵不寐者，凡半年有余。而上焦无渴，不嗜汤水，或有少饮，则沃而不行。然每夜必去溺二三升，莫知其所从来。且半皆如膏浊液，尪羸至极，自分必死。及予诊之，幸其脉犹带缓，肉亦未脱，知其胃气尚存，慰以无虑。乃用归脾汤去木香，及大补元煎之属，一以养阳，一以养阴，出入间用。至三百余剂，计人参二十斤，乃得全愈。此神消于上、精消于下之证也。可见消有阴阳，不得尽言为火，姑纪此一按，以为治消治不寐者之鉴。（《景岳全书·杂证谟》）

【按】张景岳云"消证有阴阳，尤不可不察……金寒水冷，故水不化气，而气悉化水，岂非阳虚之阴证乎"，认为消渴亦有阳虚阴盛证。此案上焦无渴，而"每夜必去溺二三升……且半皆如膏浊液，尪羸至极"。张景岳辨为下焦亏虚，气不摄精，阳虚不能化气。又兼神困食减，通宵不寐，乃心脾两虚证。故用归脾汤以补中上焦之心脾，大补元煎以补下焦之真元。此等下消症候，正如张景岳所言："小便淋浊，如膏如油，或加烦躁耳焦，此肾水亏竭之证，古法用六味地黄丸之类主之，固其宜矣。然以余观之，则亦当辨其寒热滑涩，分而治之，庶乎尽善。"

5. 蘑菇寒毒案

凡胃寒者，多为呕吐，而中寒毒者，又必吐而兼泻。余在燕都，尝治一吴参军者，因见鲜蘑菇肥嫩可爱，令庖人贸而羹之，以致大吐大泻。延彼乡医治之，咸谓速宜解毒，乃以黄连、黑豆、桔梗、甘草、枳实之属，连进之而病益甚。遂至胸腹大胀，气喘，水饮皆不能受，危窘已甚，延救于余。投以人参、白术、甘草、干姜、附子、茯苓之类，彼疑不敢用，曰：腹胀气急，口干如此，安敢再服此药？乃停一日，而病愈剧若朝露矣。因而再恳，与药如前，彼且疑且畏，而决别于内闱曰：必若如此，则活我者此也，杀我者亦此也。余之生死，在此一举矣。遂不得已，含泪吞之。一剂而呕少止，再剂而胀少杀，随大加熟地黄，以兼救其泻亡之阴，前后凡二十余剂，复元如故。彼因问曰：余本中毒致病，乡人以解毒而反剧，先生以不解毒而反愈者何也？余曰：毒有不同，岂必如黄连、甘、桔之类乃可解耶？即如蘑菇一物，必产于深坑枯井，或沉寒极阴之处乃有之。此其得阴气之最盛，故肥白最嫩也。公中此阴寒之毒，而复解以黄连之寒，其谓之何？兹用姜、附，非所以解寒毒乎？用人参、熟地，非所以解毒伤元气乎？然则，彼所谓解毒者，适所以助毒也。余所谓不解毒者，正所以解毒也。理本甚明，而人弗能辨。凡诸病之误治者，无非皆此类耳。公顿首，愀然叹曰：信哉！使非吾丈，几为含冤之魄矣。祈寿诸梓，以为后人之鉴云。（《景岳全书·杂证谟》）

【按】从此案可见张景岳对病情寒毒症状、致病毒物之根由条分缕析，所用方药更是丝丝入扣。从庸医误治连进苦寒之药，其病益甚，到"不解毒者，正所以解毒也"，不正是《素问·阴阳应象大论》所云"治病必求于本"。此案求"本"要点有三，一是病之阴阳为寒毒直中；二是人体元阴元阳受损；三是药物之阴阳宜温宜补。

6. 胃虚吐蛔案

胡宅小儿，年甫三岁，偶因饮食不调，延幼科诊治，所用之药，无非清火、化滞等剂，因而更损胃气，反致呕吐溏泄，复加清利，遂致吐蛔。初止数条，渐至数十条，细如灯草，甚至成团，搅结而出，早晚不绝，所下者亦如之。羸困至极，求治于予。因与温胃饮二三剂，其虫朝夕不止，其多如故。初不识其何所从来，而神化之速一至如此。乃翁切恳曰：止此一儿，死生在公矣。万望先逐此虫，虫不尽则病日甚，其能生乎？予弗之听，但以前药，倍加人参，仍加附子，二三剂而呕吐渐稀，泻亦随止。泻止后，乃以理阴煎、温胃饮出入，间用十余日而虫渐少，一月余而饮食进，肌肉生，复元如故矣。其翁积诚称谢，因问曰：小豚之病，诚然危矣。今何以不治虫、不治呕泄而三者俱愈，可闻教乎？予曰：公之所畏者虫也，予之所畏者胃气也。且凡逐虫之药，无有不伤胃气者，向使胃气再伤，非惟不能逐虫，而命必随之矣，其害孰甚？故保生之权，全在知本知末，但使脾胃日强，则拔去化虫之源，而三病同归一得矣，尚何虫泻之敢横哉！闻者叹服，因附著按于此。（《景

张景岳

【按】经云"正气存内，邪不可干"，此案张景岳采用温中补胃之法，则脾胃气强，生气充足，而驱虫有力，自可"拔去化虫之源"。

7. 虚寒虫积案

王宅少妇，年未二旬，素喜瓜果生冷，因常病心腹疼痛，每发必数日不食。后及二旬之外，则每发必至吐蛔。初吐尚少，自后日甚日多，每吐必一二十条，每发必旬日不食。所经诸医，但知攻虫，旋去旋生，百药不效。予为诊视脉证，并察病因，知其伤于生冷，以致脾胃虚寒，阴湿气聚，故为此证。使不温养脾胃，以杜寒湿化生之源，而但事攻虫，虫去复生，终无济也。因制温脏丸与之，药未完而病随愈矣。后因病愈而少年任意，仍耽生果，旧病复作，再制丸服，乃得全愈。(《景岳全书·杂证谟》)

【按】张景岳谓："温脏丸治诸虫积既逐而复生者，多由脏气虚寒，宜健脾胃以杜其源，此方主之。"故凡是脏气虚寒，阴湿气聚，虫积旋去旋生者，均可用之。此方特点在攻补兼施，既有温养脾胃之参、术、苓、姜、萸诸药，又有驱虫之榧肉、川椒、使君子、槟榔诸品，配伍实属精妙！

8. 肿胀虚证案

向余尝治一陶姓之友，年逾四旬，因患伤寒，为医误治，危在呼吸。乃以大剂参、附、熟地之类，幸得挽回。愈后喜饮，未及两月，忽病足股尽肿胀，及于腹，按之如鼓，坚而且硬。因其前次之病，中气本伤，近日之病，又因酒湿，度非加减肾气汤不可治。遂连进数服，虽无所碍，然终不见效，人皆料其必不可治。余熟计其前后，病因本属脾肾大虚，而今兼以渗利，未免减去补力，亦与实漏卮者何异？元气不能复，病必不能退。遂悉去利水等药，而专用参附理阴煎，仍加白术，大剂与之。三剂而足肿渐消，二十余剂而腹胀尽退。愈后，人皆叹服。曰：此证本无生理，以此之胀，而以此之治，何其见之神也！自后凡治全虚者，悉用此法，无一不效。可见妙法之中，更有妙焉，顾在用者之何如耳。塞因塞用，斯其最也，学者当切识此意。(《景岳全书·杂

证误》）

【按】此案病起伤寒误治，而中气为之所伤，经温补平复，复因酒湿而发肿胀，腹如鼓，坚且硬，似为实邪内阻之证。然用肾气汤补泻兼用之法，未见起效。张景岳仍从根本入手，以专用参附理阴煎，大补命门元气，数剂转危为安。并依案情分析用药，认为肾气汤补肾不足，渗利有余。从中可见张景岳创立左归丸、右归丸诸方与此类临床实践密不可分。

9. 脾虚痞满案

予尝治金孝廉，以劳倦思虑，致伤脾气，别无他证，但绝口久不欲食，遂悉用参、术、归、熟、附子、姜、桂、甘草之属，半月始愈。后因病后，复不食如此，自分必死。仍用前药，大加姜、附各至三钱，而后愈。（《景岳全书·杂证误》）

【按】张景岳云："虚寒之痞，凡过于忧思，或过于劳倦，或饥饱失时，或病后脾气未醒，或脾胃素弱之人，而妄用寒凉克伐之剂，以致重伤脾气者，皆能有之，其证则无胀无闷，但不知饥，亦不欲食……此证极多，不得因其不食，妄用消耗，将至胃气日损，则变证百出矣。治宜温补，但使脾肾气强，则痞满开而饮食自进，元气自复矣。"此论可为此案注解。

10. 喉痹格阳案

余友王蓬雀，年出三旬，初未识面，因患喉痹十余日，延余诊视。见其头面浮大，喉颈粗极，气急声哑，咽肿口疮，痛楚之甚。一婢倚背，坐而不卧者累日矣。及察其脉，则细数微弱之甚，问其言，则声微似不能振者，询其所服之药，则无非芩、连、栀、柏之属。此盖以伤阴而起，而复以寒凉所逼，以致寒盛于下，而格阳于上，即水饮之类，俱已难入，而尤畏烦热。余曰：危哉！再迟半日，必不救矣！遂与镇阴煎，以冷水顿冷，徐徐使咽之。用毕一煎，过宿而头项肿痛尽消如失。余次早见之，则癯然一瘦质耳，何昨日之巍然也。遂继用五福饮之类，数剂而起，疑者始皆骇服。自后感余再生，遂成莫逆。（《景岳全书·杂证误》）

张景岳

【按】此案难在识证，头面浮大，喉颈粗极，气急声哑，咽肿口疮，一派实火之象，虽有脉微声怯，如无高人手眼，安敢认其为虚阳上浮？幸得医家识见高绝，又有前医屡用寒凉不效，而知为格阳之证，方用镇阴煎（熟地黄、牛膝、炙甘草、泽泻、肉桂、制附子）一剂显效，再进五福饮温补气血而愈。案中镇阴煎服法亦颇精妙，此温药冷服用可防药物拒纳。

11. 吐血下血案

倪孝廉者，年逾四旬，素以灯窗思虑之劳，伤及脾气，时有呕吐之证，过劳即发。余常以理阴煎、温胃饮之属，随饮即愈。一日，于暑末时，因连日交际，致劳心脾，遂上为吐血，下为泄血，俱大如手片，或紫或红，其多可畏。急以延余，而余适他往，复延一时名者。云此因劳而火起心脾，兼以暑令正旺，而二火相济，所以致此，乃与以犀角、地黄、童便、知母之属。药及两剂，其吐愈甚，脉益紧数，困惫垂危。彼医云：此其脉证俱逆，原无生理，不可为也。其子惶惧，复至恳余，因往视之，则形势俱剧，第以素契不可辞，乃用人参、熟地、干姜、甘草四味，大剂与之。初服，毫不为动，次服，觉呕恶稍止，而脉中微有生意。乃复加附子、炮姜各二钱，人参、熟地各一两，白术四钱，炙甘草一钱，茯苓二钱，黄昏与服，竟得大睡，直至四鼓。复进之，而呕止血亦止。遂大加温补，调理旬日而复健如故。余初用此药，适一同道者在，见之惊骇，莫测其谓，及其既愈，乃始心服。曰：向使不有公在，必为童便、犀角、黄连、知母之所毙，而人仍归誉于前医，曰彼原说脉证俱逆，本不可治，终是识高见到，人莫及也。嗟嗟！夫童便最能动呕，犀角、知、连，最能败脾。时当二火，而证非二火，此人此证，以劳倦伤脾，而脾胃阳虚，气有不摄，所以动血，再用寒凉，脾必败而死矣。倘以此杀人，而反以此得誉，天下不明之事，类多如此，亦何从而辨白哉！此后有史姓等数人，皆同此证，予悉用六味回阳饮活之，此实至理，而人以为异，故并纪焉。（《景岳全书·杂证谟》）

【按】张景岳认为吐血咯血，因忧思劳倦、饥饱失时、病后脾气未醒而致脾气受伤之人尤为多见，若"忧思过度，损伤心脾以致吐血咯血者，其病多非火证，……是皆中气亏损不能收摄所致，速宜救本，不得治标"。此案妄用寒凉克伐之剂，以致重伤脾气者，导致胃气日损，而变证百出，仍用温补救本而得挽回。可见临证之际，不但要知阴阳虚实，还需知标知本，标本两端尤需斟酌！

12. 衄血格阳案

衄血有格阳证者，以阴亏于下，而阳浮于上，但察其六脉细微，全无热证，或脉见浮虚豁大，上热下寒，而血衄不止，皆其证也，治宜益火之源。古有八味地黄汤，乃其对证之剂。余复有镇阴煎之制，其效尤捷。盖此证不惟内伤者有之，即伤寒者亦有之。然必其素多斫丧，损及真阴者，乃见此证。余尝治一多欲少年，以伤寒七日之后，忽尔鼻衄，以为将解之兆，及自辰至申，所衄者一斗余，鼻息、脉息俱已将脱，身凉如冰，目视俱直，而犹涓涓不绝，呼吸垂危。其父母号呼求救。余急投镇阴煎一剂，衄乃止，身乃温，次加调理而愈。自后，凡治此证，无不响应，亦神矣哉！（《景岳全书·杂证谟》）

【按】镇阴煎为张景岳常用治疗阴虚格阳证之方，由肾气丸加减而得。张景岳认为肾气丸温补不足，渗利有余，故减其渗利之药，并改桂枝为肉桂，以加强引火归原、封镇摄纳之力。

13. 小儿喘泻案

余之仲儿，生于乙卯五月，于本年初秋，忽尔感寒，发热，脉微紧。然素知其脏气属阴，不敢清解，遂与芎、苏、羌、芷、细辛、生姜之属，冀散其寒。一剂下咽，不惟热不退，而反大泻，作连二日，泻不止而喘继之，愈泻则愈喘。斯时也，将谓其寒气盛耶，何以用温药而反泻？将谓其火刑金耶，岂以清泻连日而尚堪寒凉？将谓其表邪之未除耶，则何以不利于疏散？束手无策，疑惧已甚，且见其表里俱剧，大喘垂危，又岂浅易之剂所能挽回。因沉思良久，渐有所得，乃用人参二钱，生姜五片，煎汁半盏，然未敢骤进，恐再加喘，必致不救。因用茶匙挑与二三匙，即怀之而旋走室中，徐察其呼吸之进退。然喘虽未减，而亦不见其增甚，乃又与三四匙。少顷，则觉其鼻息似乎少舒，遂放胆与以半小盏，更觉有应。自午及酉，完此一剂。适一医至，急呼曰，误矣！误矣！焉有大喘如此，而尚可用参者？速宜以抱龙丸解之。余诺之而不听，乃复以人参二钱五分如前煎汤，自酉至子尽其剂。剂完而气息遂平，驹驹大睡，泻亦止而热亦退矣。此所以知其然者，观其因泻反喘，岂非中虚？设有实邪，自当喘随泻减，是可辨也。向使误听彼医，易以清利，中气一脱，即当置之死地，必仍咎余之误用参也。孰是孰非，何从辨哉！余因纪此，以见温中散寒之功，其妙有如此者。(《景岳全书·小儿则》)

【按】此案小儿脾气素虚，虽感外寒，然中气亏虚，不耐攻伐，稍用发散而变证迭起，喘泄齐发。人参生姜合用，温中发表并举，中虚得补，而喘泄渐止。张景岳尝云：治虚之法，须察虚实之微甚。若半虚者，必用补为主，而兼散其邪。若太虚者，则全然不可治邪。而单顾其本，顾本则专以保命，命得不死，则元气必渐复，或于七日之后，或十四日。甚者二十日之后，元气一胜，邪将不攻自溃，大汗至而解矣。由此案可知确为经验之谈。

14. 吐泻危证案

余季子，于丁巳正月生于燕邸，及白露时，甫及半周。余见新凉日至，虞裯褓之薄，恐为寒气所侵，每切嘱眷属保护之，而眷属不以为意，及数日后，果至吐泻大作。余即用温胃和脾之药，不效，随用理中等剂，亦不效，三日后，加人参三钱及姜、桂、吴茱、肉豆蔻之类，亦不效。至四五日，则随乳随吐，吐其半，而泻其半，腹中毫无所留矣。余不得已，乃用人参五六钱，制附子、姜、桂等各一二钱，下咽即吐，一滴不存，而所下之乳，则白洁无气，仍犹乳也。斯时也，其形气之危，已万无生理矣。余含泪静坐书室，默测其故，且度其寒气犯胃，而吐泻不止，若舍参、姜、桂、附之属，尚何术焉？伎已止此，窘莫甚矣。思之，思之，忽于夜半而生意起，谓其胃虚已极，但药之气味，略有不投，则胃不能受，随拒而出，矧附子味咸，亦能致呕，必其故也。因自度气味，酌其所宜，似必得甘辣可口之药，庶乎胃气可安，尚有生意。乃用胡椒三钱，捣碎，加煨姜一两，用水二盏，煎至八分，另盛听用，又用人参二两，亦用水二盏，煎至一盏，另盛听用。用此二者，取其气味之甘辛纯正也。乃用茶匙挑合二者，以配其味，凡用参汤之十，加椒属汤之一，其味微甘而辣，正得可口之宜，遂温置热汤中，徐徐挑而与之，陆续渐进，经一时许，皆咽而不吐，竟得获救。自后，乳药皆安，但泻仍未止也。此自四鼓服起，至午未间，已尽二两之人参矣。参尽后，忽尔躁扰呻吟，烦剧之甚，家人皆怨，谓以婴儿娇嫩，脏腑何堪此等热药，是必烧断肚肠也，相与抱泣。余虽疑之而不为乱，仍宁神熟思之。意此药自四鼓至此，若果药有难堪，何于午前相安，而此时遽变若此？若此其必数日不食，胃气新复，而仓廪空虚，饥甚则然也。傍有预备之粥，取以示之，则张皇欲得，其状甚急。乃与一小盏，辄鲸吞虎嗜，又望其余。遂复与半碗，犹然不足，又与半碗，遂寂然安卧矣。至次日，复加制附，始得泻止全愈。呜呼！此儿之重生，固有天命，然原其所致之因，则人之脏气，皆系于背，褥薄夜寒，则寒从背俞而入，内干于脏，中必深矣。原其所治之法，则用药虽当，而气味不投，无以相入，求效难矣。及其因饥发躁，使非神悟其机，倘妄用清凉一解，则全功尽弃，害可言哉！故余笔此，以见病原之轻重，气味之相关，及诊治之活变有如此关系者。虽然此特以己之儿，故可信心救疗如是。设以他人之子，有同是病者，于用参数钱之时，见其未效，不知药未及病，必且烦言吠起，谤其误治，改用苦寒，无不即死。而仍归罪于用参者，此时黑白将焉辨之，故再赘其详，用以广人之闻见云。（《景岳全书·小儿则》）

【按】此案为仲秋后寒邪直中，中阳不运而得吐泻之证，病势急迫，治以温补胃脾，振奋中阳，非但不效，反致格拒，药物食入即吐，加之小儿娇嫩，疾病日见危笃。危急之中张景岳反复思量，察其病机为胃虚拒药，并悟用药宜气味相投之理，创胡椒、煨生姜、人参合用甘辣之法。更难在呕吐止后，躁扰呻吟，众皆责为温补之故，景岳细细揣摩，断为胃饥思食，喂以米粥，儿饱腹之后，遂寂然安卧。是案可见张景岳辨证之精，思辨之巧，识见之确，远非庸手可及。

15. 小儿泻痢案

都阃钱旭阳长郎，年及两周，季夏间，以生果伤脾，因致先泻后痢。旭阳善医，知其不过伤于生冷，乃与参、术、姜、桂温脾等药，泻痢不愈，而渐至唇口生疮。乃谋之余曰：此儿明为生冷所伤，今不利温药，将奈之何？余曰：此因泻伤阴，兼之辛辣遽入而虚火上炎耳，非易以附子，不能使火归源也。因用二剂，而唇口疮痛、咽肿倍甚，外见于头面之间，而病更剧矣。又谋之余曰：用药不投如此，岂真因湿生热耶？余诊之曰：上之脉息，下之所出，皆非真热，本属阳虚，今热之不效，虽属可疑，然究其所归，寒之则死，必无疑也，意者药犹未及耳。旭阳曰：尚有一证，似属真寒，今其所用汤饮，必欲极滚、极热者，余等不能入口，而彼则安然吞之，即其喉口肿痛如此所不顾也。岂其证乎？余曰：是矣！是矣！遂复增附子一钱五分，及姜、桂、肉果、人参、熟地之属，其泻渐止，泻止而喉口等证，不一日而全收矣。疑似之间，难辨如此，使非有确持之见，万无一生矣，余自经此以来，渐至不惑，后有数儿，证治大同者，俱得保全。噫！此不惑之道，其要何居，在知本之所在耳，临证者可无慎哉！（《景岳全书·小儿则》）

【按】生果伤脾，因致先泻后痢。虽以参、术、姜、桂温脾，药似对证，然差之毫厘则谬以千里，泻痢不愈，而渐至唇口生疮。景岳易以附子等药以引火归原，初服病势未减，反见增剧。细加剖析，乃病重药轻，复增附子一钱五分，及姜、桂、肉果、人参、熟地之属，泻痢得止，诸症一剂霍然。是案所见虽虚寒之证所用药物概言温补之法，然温补之内又另有乾坤，参、术、姜、桂、附、熟地等药如何搭配，用量多少，均需对证，并非随手即可取效。推而广之，温热补虚证治如此，清热攻下证治亦是如此，药物功效相类者多矣。然欲药证相符，应手取效，唯有多读书、多临证耳。

16. 背痈案

向予长男，生在癸丑，及乙卯五月，甫及二周，而患背疽。初起时，背中忽见微肿，数日后，按之则根深渐阔，其大如碗，而皮色不变，亦不甚痛。至十余日，身有微热，其势滋甚。因谋之疡医，或云背疽，或云痰气，咸曰荤腥温补，一毫不可入口。乃投以解毒之药，一剂而身反大热，神气愈困，饮食不进矣。予危惧之甚，因思丹溪有云：痈疽，因积毒在脏腑，当先助胃气为主，使根本坚固，而以行经活血佐之。又曰：但见肿痛，参之脉证虚弱，便与滋补。气血无亏，可保终吉。是诚确论也。因却前医，而专固元气，以内托其毒，遂用人参三钱，制附子一钱，佐以当归、熟地、炙甘草、肉桂之属，一剂而饮食顿进，再剂而神彩如旧。抑何神也？由是，弛其口腹，药食并进，卜剂而脓成，以其根深皮厚，复用针出脓甚多，调理月余而愈。向使倾信庸流，绝忌温补滋味，专意解毒，则胃气日竭，毒气日陷，饮食不进。倘致透膈内溃，则万万不保矣。且此儿素无虚病，何敢乃尔？盖以其既属阴证，又无实邪，见有确真，故敢峻补脾肾，方保万全。呜呼！医之关系，皆是类也。因录此按，用告将来，以见肿疡、溃疡，凡虚证未见，而但无实热壅滞可据者，便宜托补如此，则其受益于不识不知，有非可以言语形容者。(《景岳全书·外科钤》)

【按】张景岳于痈疽之症无实热壅滞可据者，以托补取效者颇多。是案疡医投以解毒而致身热神困，食不进而正气大伤，险成危证。邪毒内结，而正气已虚，加之荤腥温补一概忌口，气血更是乏源。故当扶助胃气使根本坚固，加以滋补，从内托其毒。从张景岳所言可知其虚证托毒之法始悟于丹溪，并对丹溪扶正托毒之法尤为肯定，认为"是诚确论也"。可见，虽然张景岳对丹溪学说进行了批判，但其学术思想又深受丹溪学说的影响，其对丹溪学说并非全盘否定。

六、代表性方剂

1.右归丸

右归丸，治元阳不足，或先天禀衰，或劳伤过度，以致命门火衰，不能生土，而为脾胃虚寒，饮食少进，或呕恶膨胀，或反胃噎膈，或怯寒畏冷，或脐腹多痛，或大便不实，泻痢频作，或小水自遗，虚淋寒疝，或寒侵溪谷而肢节痹痛，或寒在下焦而水邪浮肿。总之，真阳不足者，必神疲气怯，或心跳不宁，或四体不收，或眼见邪祟，或阳衰无子等证，俱速宜益火之源，以培右肾之元阳，而神气自强矣，此方主之。

大怀熟地（八两）、山药（炒，四两）、山茱萸（微炒，三两）、枸杞（微炒，四两）、鹿角胶（炒珠，四两）、菟丝子（制，四两）、杜仲（姜汤炒，四两）、当归（三两，便溏勿用）、肉桂（二两，渐可加至四两）、制附子（自二两，渐可加至五六两）。上丸法如前，或丸如弹子大。每嚼服二三丸。以滚白汤送下，其效尤速。如阳衰气虚，必加人参以为之主，或二三两，或五六两，随人虚实，以为增减。盖人参之功，随阳药则入阳分，随阴药则入阴分，欲补命门之阳，非加人参不能捷效。如阳虚精滑，或带浊便溏，加补骨脂（酒炒）三两；如飧泄、肾泄不止，加北五味子三两、肉豆蔻三两，面炒去油用；如饮食减少，或不易化，或呕恶吞酸，皆脾胃虚寒之证，加干姜三四两，炒黄用；如腹痛不止，加吴茱萸二两，汤泡半日，炒用；如腰膝酸痛，加胡桃肉连皮四两；如阴虚阳痿，加巴戟肉四两、肉苁蓉三两，或加黄狗外肾一二付，以酒煮烂捣入之。（《景岳全书·新方八阵》）

【按】本方具有温补肾阳、填精止遗的作用。用于治疗肾阳不足，命门火衰，腰膝酸冷，精神不振，大便溏薄，怯寒畏冷，阳痿遗精，尿频而清。方中以附子、肉桂、鹿角胶为君药，温补肾阳，填精补髓。臣以熟地黄、枸杞子、山茱萸、山药滋阴益肾，养肝补脾。佐以菟丝子补阳益阴，固精缩尿；杜仲补益肝肾，强筋壮骨；当归养血和血，助鹿角胶以补养精血。诸药配合，共奏温补肾阳，填精止遗之功。现代临床治疗肾阳不足的性功能减退、精子缺乏症、骨质疏松症、慢性支气管炎、坐骨神经痛、假肥大型进行性肌营养不良、老年型赤白带过多症以及遗传性小脑共济失调、乳腺囊肿、白细胞减少症、红斑性狼疮、慢性腹泻、胃溃疡合并大出血、人工流产后月经过多、腰肌劳损、哮喘持续发作、产后不明原因发热、慢性肾衰竭、慢性胃炎、肾病综合征等疾病。高雅等在《内蒙古中医药》2020年第4期报道，运用右归丸加减治疗阳虚寒凝型原发性痛经具有确切的临床效果。叶萍萍等在《中医临床研究》2019年第11期报道，运用右归丸合并艾灸治疗脾肾阳虚型青春期功能失调性子宫出血具有较好的疗效，且无副反应，复发率低。李杰等在《江西医药》2020年第8期报道，运用右归丸加减治疗老年人骨质疏松症骨吸收指标明显下降，骨形成指标降低，骨密度较治疗前增高，具有显著的抗骨质疏松作用。郭中华等在《中国实验方剂学杂志》2017年第13期报道，运用右归汤加减治疗肾虚督寒型强直性脊柱炎与西药双氯芬酸钠缓释片无明显差异而有效，且不良反应发生率较双氯芬酸钠缓释片低；右归汤加减结合双氯芬酸钠缓释片治疗肾虚督寒型强直性脊柱炎疗效优于双氯芬酸钠缓释片。卫建辉等在《新中医》2015年第5期报道，运用右归丸治疗难治性肾病综合征有较好的疗效，其机制可能与机体免疫功能有关。

2.六味回阳饮

六味回阳饮，治阴阳将脱等证。人参（一二两，或数钱）、制附子（二三钱）、炙甘草（一钱）、炮干姜（二三钱）、熟地（五钱，或一两）、当归身（三钱，如泄泻者，或血动者，以冬术易之，多多益善）。水二盅，武火煎七八分。温服。如肉振汗多者，加炙黄芪四五钱或一两，或冬白术三五钱；如泄泻者，加乌梅二枚，或北五味二十粒亦可；如虚阳上浮者，加茯苓二钱；如肝经郁滞者，加肉桂二三钱。（《景岳全书·新方八阵》）

【按】本方是张景岳擅用温补的代表方剂之一，方用四逆汤回阳救逆，佐以人参、当归、熟地黄补益气血。功能回阳救逆，益气养血，主治气阳暴脱，血虚不足，真心痛，舌淡脉微细。现代临床主要用于治疗冠心病心绞痛等病证，也可用于治疗经前遗尿等证属气阳暴脱、血虚不足的病症。何少霞在《福建中医药》2003年第6期报道，运用六味回阳饮加味治疗冠心病心绞痛，安全有效，对心肾阳虚挟痰瘀证型疗效优于对照组。吕明伟在《山东中医杂志》1995年第2期报道，运用六味回阳饮加减治疗顽固性呕吐疗效颇佳。还有六味回阳饮用治其他病证的报道，如满金萍在《湖南中医杂志》1997年第2期报道治疗经前遗尿，靳三元等在《河南中医》2006年第4期报道治疗萎缩性胃炎、功能性子宫出血、体虚感冒、肺源性心脏病等病症。

3.大补元煎

大补元煎，治男妇气血大坏、精神失守危剧等证。此回天赞化、救

张景岳

本培元第一要方。本方与后右归饮出入互思。人参（补气补阳，以此为主）少则用一二钱，多则用一二两）、山药（炒，二钱）、熟地（补精补阴，以此为主）少则用二三钱，多则用二三两）、杜仲（二钱）、当归（二三钱，若泄泻者去之）、山茱萸（一钱，如畏酸吞酸者去之）、枸杞（二三钱）、炙甘草（一二钱）。水二盅，煎七分，食远温服。如元阳不足多寒者，于本方加附子、肉桂、炮姜之类，随宜用之。如气分偏虚者，加黄芪、白术；如胃口多滞者，不必用。如血滞者，加川芎，去山茱萸。如滑泄者，加五味、故纸之属。（《景岳全书·新方八阵》）

【按】本方功能益气养血，肝肾双补，主治气血大亏，精神失守之危剧病证。方中人参大补元气为主药，气生则血长；甘草、山药补脾气，助人参以济生化之源；熟地黄、枸杞子、当归、山茱萸滋肝肾、益精血，补天一之真水，乃补血贵在滋水之意；杜仲益肝肾，全方合用有气血双补，肝肾共养之效。现代临床常用于治疗肾病综合征、哮喘、肺结核、慢性支气管炎、紫癜、月经不调、带下病、不孕症、不育症、鼻衄、癫痫等。张爱婷等在《河南医学研究》2021年第36期报道，运用大补元煎治疗肾虚型偏头痛疗效确切。卢玲玲等在《山东中医杂志》2012年第7期报道，运用加味大补元煎治疗肾虚型月经后期总有效率92.9%，疗效显著。翟晓玲在《中西医结合研究》2011年第6期报道，运用大补元煎治疗脾肾气虚型紫癜性肾炎疗效显著。曹长峰在《中国医药科学》2016年第5期报道，运用大补元煎联合西药治疗早期糖尿病肾病可以明显提高临床疗效。此外，还有大补元煎用治其他疾病的报道，如沈忆奕等在《光明中医》2021年第8期报道运用大补元煎治疗虚劳；郑敏等在《中国中西医结合肾病杂志》2019年第12期报道运用大补元煎治疗慢性肾病；杨越兰等在《光明中医》2022年第8期报道运用大补元煎治疗青春期子宫内膜增厚；余怡等在《中国医药导报》2021年第19期报道运用加味大补元煎治疗慢性肾衰竭；程力等在《辽宁中医杂志》2010年第11期报道运用大补元煎治疗不孕症等。

4. 温胃饮

温胃饮，治中寒呕吐，吞酸泄泻，不思饮食，及妇人脏寒呕恶，胎气不安等证。人参（一二三钱，或一两）、白术（炒，一二钱，或一两）、扁豆（二钱，炒）、陈皮（一钱，或不用）、干姜（炒焦，一二三钱）、炙甘草（一钱）、当归（一二钱，滑泄者勿用）。水二盅，煎七分，食远温服。如下寒带浊者，加破故纸一钱；如气滞或兼胸腹痛者，加藿香、丁香、木香、白豆蔻、砂仁、白芥子之属；如兼外邪及肝肾之病者，加桂枝、肉桂，甚者加柴胡；如脾气陷而身热者，加升麻五七分；如水泛为痰而胸腹痞满者，加茯苓一二钱；如脾胃虚极，大呕大吐不能止者，倍用参、术，仍加胡椒二三分许，煎熟徐徐服之。（《景岳全书·新方八阵》）

【按】本方功能温中和胃，主治脾胃虚寒，呕吐吞酸，大便泄泻，不思饮食，妇人脏寒呕恶，胎气不安。章宏斌在《中国中医药现代远程教育》2019 年第 4 期报道，运用温胃饮配合针灸治疗麻醉术后胃肠功能障碍，可有效改善麻醉术后患者的胃肠功能，缩短排便时间和肠鸣音恢复时间，促进胃肠功能的恢复。黎家楼等在《现代中西医结合杂志》2016 年第 19 期报道，运用温胃饮加味联合蒙脱石散、美沙拉秦治疗溃疡性结肠炎可有效改善临床症状、体征，且可减轻机体炎症反应。阳光在《湖南中医杂志》2006 年第 2 期报道，运用温胃饮治疗慢性浅表性胃炎有明显疗效。

5. 理阴煎

理阴煎，此理中汤之变方也。凡脾肾中虚等证，宜刚燥者，当用理中、六君之类；宜温润者，当用理阴、大营之类。欲知调补，当先察此。此方通治真阴虚弱，胀满呕哕，痰饮恶心，吐泻腹痛，妇人经迟血滞等证。又凡真阴不足，或素多劳倦之辈，因而忽感寒邪，不能解散，或发热，或头身疼痛，或面赤舌焦，或虽渴而不喜冷饮，或背心肢体畏寒，但脉见无力者，悉是假热之证。若用寒凉攻之必死，宜速用此汤，照后加减以温补阴分，托散表邪，连进数服，使阴气渐充，则汗从阴达，而寒邪不攻自散，此最切于时用者也，神效不可尽述。熟地（三五七钱，或一二两）、当归（二三钱，或五七钱）、炙甘草（一二钱）、干姜（炒黄色，一二三钱），或加肉桂（一二钱）。水二盅，煎

张景岳

七八分，热服。此方加附子，即名附子理阴煎；再加人参，即名六味回阳饮。治命门火衰，阴中无阳等证。若风寒外感，邪未入深，但见发热身痛，脉数不洪，凡内无火证，素禀不足者，但用此汤加柴胡一钱半或二钱，连进一二服，其效如神；若寒凝阴盛而邪有难解者，必加麻黄一二钱，放心用之，或不用柴胡亦可，恐其清利也。此寒邪初感温散第一方，惟仲景独知此义。第仲景之温散，首用麻黄、桂枝二汤，余之温散，即以理阴煎及大温中饮为增减，此虽一从阳分，一从阴分，其迹若异，然一逐于外，一托于内，而用温则一也。学者当因所宜，酌而用之。若阴胜之时，外感寒邪，脉细恶寒，或背畏寒者，乃太阳少阴证也，加细辛一二钱，甚者再加附子一二钱，真神剂也。或并加柴胡以助之亦可。若阴虚火盛，其有内热不宜用温，而气血俱虚，邪不能解者，宜去姜、桂，单以三味加减与之，或只加人参亦可。若治脾肾两虚，水泛为痰，或呕或胀者，于前方加茯苓一钱半，或加白芥子五分以行之；若泄泻不止及肾泄者，少用当归，或并去之，加山药、扁豆、吴茱萸、破故纸、肉豆蔻、附子之属；若腰腹有痛，加杜仲、枸杞；若腹有胀滞疼痛，加陈皮、木香、砂仁之属。（《景岳全书·新方八阵》）

【按】本方功能益肾健脾，活血调经，主治真阴虚弱，痰饮内停，胀满呕哕，恶心吐泻，腹中疼痛，妇人经迟血滞。方中熟地黄、当归以益阴，干姜、柴胡以祛寒，更加肉桂温经通络。现代临床运用较为广泛，如孙敬宣等在《中华中医药杂志》2021 年第 7 期报道，李士懋教授应用理阴煎合补中益气汤加减对精气亏虚型发热进行治疗，取得良好的临床疗效。汪震等在《中国中医药图书情报杂志》2016 年第 4 期报道，运用理阴煎治疗不育症、痛经、慢性荨麻疹等多种疾病。朱胜典在《福建中医药》1985 年第 1 期报道，运用加味理阴煎治疗地中海贫血。

6. 镇阴煎

镇阴煎，治阴虚于下，格阳于上，则真阳失守，血随而溢，以致大吐大衄，六脉细脱，手足厥冷，危在顷刻而血不能止者，速宜用此，使孤阳有归，则血自安也。如治格阳喉痹上热者，当以此汤冷服。熟地（一二两）、牛膝（二钱）、炙甘草（一钱）、泽泻（一钱半）、肉桂

（一二钱）、制附子（五七分，或一二三钱）。水二盅，速煎服。如兼呕恶者，加干姜炒黄一二钱；如气脱倦言而脉弱极者，宜速速多加人参，随宜用之。（《景岳全书·新方八阵》）

【按】本方主治阴虚于下，格阳于上，则真阳失守，血随而溢，以致大吐大衄，六脉细脱，手足厥冷，危在顷刻而血不能止者。冷服亦治格阳喉痹上热者。黄杰等在《国际中医中药杂志》2020年第10期报道，运用镇阴煎加减治疗恶性肿瘤。高晖等在《上海中医药杂志》2013年第3期报道，运用镇阴煎治疗点滴状银屑病、复发性单纯疱疹、痤疮及复发性阿弗他口腔炎验案等皮肤病。刘勇在1997年《中国中医药学会基层中医药会议专刊》报道，运用镇阴煎加味治疗慢性咽炎。

赵献可

一、生平简介

赵献可，字养葵，号医巫闾子，明代医家，浙江鄞县（今浙江省宁波市）人。其生卒年不详，约生活于明隆庆、万历年间（16—17世纪）。明万历四十一年（1613）进士浙江奉化人戴澳曾为赵氏作《题万竹烟云图为赵养葵寿》。《质疑录·张景岳传》记载："赵养葵，名献可，宁波人，与介宾同时，未尝相见，而议论往往有合者。"张介宾生卒年为1563—1640年，与赵氏生活年代相近，属同时代医家。赵氏曾游历秦、晋、幽州，《浙江通志》称其"好学淹贯，尤善于易，兼精医，其医以养火为主"。由于他淡泊名利，喜欢隐居和游山玩水，又兼通医学、易学及儒、佛、道学，故被誉为"江湖状元"，人称逸士、游仙。他熟谙《内经》《难经》《伤寒论》及金元医家诸说，对《易经》《太极图说》亦有己见，并结合医理，对命门与肾间水火的关系进行深入探究。其治学推崇李杲、薛己，承袭"人之有身乃天地一点真阳之气也"，立意先天水、火，尤重命门之火，并发挥了"命门学说"，为浙江"温补学派"代表人物之一。赵氏现存著作有《医贯》《邯郸遗稿》二书，其所著《内经钞》《素问注》《经络考正》《脉论》《二本一例》等，均已佚。其著作中尤以《医贯》对后世的影响最大。其子赵贞观，字如葵，亦精于医，治病不问贵贱，不计利酬，有《绛雪丹书》《痘疹论》行于世。另有弟子徐阳泰传其学。同郡高鼓峰为其私淑弟子。

二、医著选介

1.《医贯》

《医贯》，共6卷。卷一《玄元肤论》论述内经十二官及十二经形景图、阴阳、五行理论；卷二《主客辨疑》论述中风及其后遗证与厥脱的鉴别，伤寒、温病、郁病的证治；卷三《绛雪丹书》专论血证并附有以上病证方剂；卷四、卷五为《先天要论》，主要论述六味丸、八味丸的组成与应用，滋阴降火、相火龙雷、阴虚发热等理论，以及痰、咳、吐血、喘、口疮、消渴、泄利、梦遗等的证治；卷六为《后天要论》，主要论述补中益气汤及伤饮食、中暑、湿、疟、痢疾等的证治。全书以肾命为中心辨证论治，学术特色明显，理论创新突出。

2.《邯郸遗稿》

《邯郸遗稿》，赵献可晚年所撰，具体成书年代不详，由其子赵如葵整理完成。书名典自《史记·扁鹊仓公列传》中：扁鹊"过邯郸，闻赵贵妇人，即为带下医"。说明此书为妇科专著。4卷，卷一论调经；卷二论血崩、带下、淋浊；卷三论妊娠、临蓐；卷四论产后。全书广引《内经》《金匮要略》《脉诀》等论，从生理、病理、诊断和治疗各方面阐发妇人经、带、胎、产诸病。赵氏认为命门有主宰妇女发育、生殖之功能，女科疾病与命门水火盛衰之关系尤为密切，故治疗偏重于壮肾益脾，选方多以六味、八味、补中益气、六君为主，学术上有所创见。该书刊本甚少，多以抄本流传，故又有《胎产遗论》之称。

三、学术观点与诊治经验

（一）学术观点和特色

1.创立"命门学说"

纵观《医贯》，命火理论贯穿始终。赵氏在《内经十二官》篇中创

赵献可

新性提出"命门学说",详论命门的解剖位置和生理功能。首先,他否认"心谓一身之主"的说法:"玩《内经》注文,即以心为主。愚谓人身别有一主,非心也。……此一主者,气血之根,生死之关,十二经之纲维。"认为若以心之官为主,《内经》所谓的"主不明,则十二官危,当云十一官矣",故当别有一主,他说:"以奉生身,莫贵于此,即肾中动气。""肾中动气"寄寓于命门,而命门并非《难经》所说的"左为肾,右为命门",而是"在两肾各一寸五分之间,当一身之中,《易》所谓一阳陷于二阴之中,《内经》曰七节之旁,有小心是也,名曰命门,是为真君真主,乃一身之太极,无形可见,两肾之中是其安宅也"。他明确提出了命门在"肾间"之说。有关命门的功能,赵氏提出了"命门为十二经之主"的新说,他说:"肾无此,则无以作强而技巧不出矣;膀胱无此,则三焦之气不化而水道不行矣;脾胃无此,则不能蒸腐水谷而五味不出矣;肝胆无此,则将军无决断而谋虑不出矣;大小肠无此,则变化不行而二便闭矣;心无此,则神明昏而万事不能应矣。"论述了命门对五脏六腑功能的主导作用。接着又以"元宵之鳌山走马灯"为形象比喻,"拜者、舞者、飞者、走者,无一不具,其中间惟是一火耳。火旺则动速,火微则动缓,火熄则寂然不动。而拜者、舞者、飞者、走者,躯壳未尝不存也"。使后世对"命门"有了新的认识。并再次强调命门之火的重要性,指出命门之火乃人身之至宝,告诫"世之养身者、治病者,的以命门为君主而加意于火之一字"。要注意"保养节欲",切忌"日用寒凉以直灭此火"。最后,他警言:"命门君主之火,乃水中之火,相依而永不相离也。"火之有余,当"壮水之主,以镇阳光";火之不足,须"益火之源,以消阴翳"。从而"阐千古之未明",与张景岳一起创立了"命门学说",对后世医家产生了深远的影响,一直延续到清代,如陈修园《医学三字经》、林珮琴《类证治裁》、张路玉《本经逢原》、黄宫绣《本草求真》等,均持类似观点,在医学发展史上占有重要地位。清代徐灵胎在《医学源流论》曾评价说:"阴阳阖辟存乎此,呼吸出入系乎此,无火而能令百体皆温,无水而能令五脏皆润,此中一线未绝,则生气一线未亡,皆赖此也。"现代医家也对命门实质做了大量的研究和深刻的探讨，从不同的方面阐述"命门学说"。现代医学研究表明，命门并不是一个脏器，而是一个系统。它以下丘脑为中枢，一方面通过垂体、肾上腺皮质、甲状腺和性腺作用于全身，另一方面通过交感神经（包括肾上腺髓质）作用于全身，对全身的阳气起着促进作用。随着对"命门学说"进行的深入研究，必将为"命门学说"的完善与发展提供更多的理论依据。

2. 倡导相火新说

相火理论起源于《素问·天元纪大论》所言"君火以明，相火以位"；金元时期，刘完素在《素问病机气宜保命集》中提出"右肾属火，游行三焦，兴衰之道由于此，故七节之傍，中有小心，是言命门相火也"；张元素在《脏腑标本虚实用药式·命门部》中进一步提出"命门为相火之源……主三焦元气""三焦为相火之用，分布命门元气，主升降出入"，认为命门是相火之源，三焦是相火功能的体现，是机体气机升降出入的场所。李东垣则将心与肾通过相火进行联系，提出阴火理论。他说："心火者，阴火也，起于下焦，其系系于心，心不主令，相火代之；相火，下焦包络之火，元气之贼也。火与元气不两立，一胜则一负。"朱震亨在继承刘完素命门相火学说、李东垣阴火学说等思想基础上，创造性地援理入医，将《太极图说》运用于相火的理论阐述，提出："太极动而生阳，静而生阴，阳动而变，阴静而合，而生水火木金土，各一其性。惟火有二，曰君火，人火也；曰相火，天火也。火内阴而外阳，主乎动者也。"赵献可则在丹溪学说的基础上又进一步发挥："其右旁有一小窍，即三焦。三焦者，是其臣使之官，禀命而行，周流于五脏六腑之间而不息，名曰相火。相火者，言如天君无为而治，宰相代天行化，此先天无形之火，与后天有形之心火不同。其左旁有一小窍，乃真阴真水气也，亦无形，上行夹脊，至脑中为髓海。泌其津液，注之于脉以荣四支，内注五脏六腑以应刻数。亦随相火而潜行于周身。"从而将相火的功能与脏腑阴阳气血有机联系起来，并与肾中真水相互协调，即他所谓"此一水一火，俱属无形之气。相火禀命于命门，真水又随相火"，相互配合，共同完成人体的功能活动。

赵献可

3. 重视阳气作用

阴阳学说是中医基本理论，是对自然界相互关联的某些事物和现象对立双方的概括。一般认为，阴阳双方在相互依存的基础上，具有相互资生、促进和助长的关系。《黄帝内经》就有"阴者，藏精而起亟也；阳者，卫外而为固也""阴在内，阳之守也；阳在外，阴之使也"的说法。赵献可受《易经》的影响，认为阴阳双方"其实阳统乎阴，天包乎地，血随乎气"，强调阳气的作用。他说："圣人作《易》，于乾则曰大哉乾元，乃统天；于坤则曰至哉坤元，乃顺承天。"并以古人"治血必先理气"为例，说明其理："血脱益气，故有补血不用四物汤之论。如血虚发热，立补血汤一方，以黄芪一两为君，当归四钱为臣，气药多而血药少，使阳生阴长。又如失血暴甚欲绝者，以独参汤一两顿煎服，纯用气药。斯时也，有形之血不能速生，几微之气所当急固，使无形生出有形。"（《医贯·阴阳论》）从而提出"阴阳之妙，原根于无也"。他又以临床用药来阐述："神农尝药，按阴阳而分寒热温凉、辛甘酸苦咸之辨。凡辛甘者属阳，温热者属阳；寒凉者属阴，酸苦者属阴。阳主生，阴主杀，司命者欲人远杀而就生。甘温者用之，辛热者用之，使共跻乎春风生长之域。一应苦寒者俱不用，不特苦寒不用，至于凉者亦少用。"（《医贯·阴阳论》）所以"议补阴者，须以阳为主，盖无阳则阴无以生也"，说明扶助阳气在治疗中的重要性。

4. 五行独重水火

五行学说也属于中医基础理论，用以解释人体生理病理，以及疾病的病因病机等。赵氏自谓："余于五行中独重水火，而其生克之妙用，又从先天之根，而与世论不同。"认为"水火随处有生机，钻木可取，击石可取，圆珠可取。方诸取水，掘地取水，承露取水。若金死不救，土死不救，木死不救"。其意为：水火为人体生命活动之源，补火或补水为治病求本，可以有很好的疗效。明确说明了命门水火对五脏六腑有着重要影响，可调节各个脏腑。真元水火不足，可致人体脏腑功能减退而导致疾病的发生发展，可以通过服用六味丸、八味丸对水火真元进行调节。赵氏还认为，五行生克是互通的。他说："近世人皆曰水克火，而余独曰水养火；世人皆曰金生水，而余独曰水生金；世人皆曰土克水，而余独于水中补土；世人皆曰木克土，而余独升木以培土。"（《医贯·五行论》）从而提出"水养火""水生金""水中补土""升木培土"等治疗法则。他以肺为例："今之言补肺者，人参、黄芪；清肺者，黄芩、麦冬；敛肺者，五味、诃子；泻肺者，葶苈、枳壳。病之轻者，岂无一效？若本源亏损，毫不相干。盖人肺金之气，夜卧则归藏于肾水之中。丹家谓之母藏子宫，子隐母胎。此一脏名曰娇脏，畏热畏寒。肾中有火，则金畏火刑而不敢归；肾中无火，则水冷金寒而不敢归。或为喘胀，或为咳哕，或为不寐，或为不食，如丧家之狗。斯时也，欲补土母以益子，喘胀愈甚；清之泻之，肺气日消，死期迫矣。惟收敛者，仅似有理，然不得其门，从何而入？《仁斋直指》云：肺出气也，肾纳气也。肺为气之主，肾为气之本。凡气从脐下逆奔而上者，此肾虚不能纳气归元也，毋徒从事于肺。或壮水之主，或益火之原，火向水中生矣。"（《医贯·五行论》）提示五行之间的生克不是绝对的、孤立静止的，而是相互联系、相互资生、相互促进、相互制约的。所以在临床中不要机械，而应该灵活理解五行之间的生克关系。赵氏提出的"独重水火""生克相通"观点，使原有五行理论得到了丰富和拓展，在理论创新的基础上，扩展了对病因病机的认识，开拓了新的辨治思路。

（二）诊治经验

赵氏在《医贯》第四卷、第五卷《先天要论》中，详论"真水真火"之命门之火与肾水以及六味丸与八味丸制方要义。他在《滋阴降火论》篇指出当世之人"节欲者少，纵欲者多"，以致"精血既亏，相火必旺，火旺则阴愈消"，故出现"痨瘵、咳嗽、咯血、吐血等证"，此时不可盲从朱震亨专补左尺肾水和古方左右水火平补的方法。因此，他提出了"补阴之药，自少至老，不可缺"，而"先天禀赋若薄者，虽童子尚有火衰之证，焉可独补水哉"的论断，并以"二尺各有阴阳水火互相生化，当于二脏中各分阴阳虚实，求其所属而平之"为依据，得出了阴虚用六味丸、命门火衰用八味丸、阴阳俱虚用十补丸的遣方原则，并

赵献可

将其灵活应用各种病证。如阴虚发热、痰、咳嗽、喘、吐血、口疮、消渴、气虚中满、噎膈、泄利并大便不通、小便不通并不禁、梦遗并滑精以及咽喉、眼目、耳、齿等五官病证，现分述如下。

1. 阴虚发热

赵氏认为阴虚发热，是"劳心好色，内伤真阴，真阴既伤，则阳无所附"，故治疗上"无火者，宜益火之源，以消阴翳；无水者，宜壮水之主，以镇阳光。必须六味、八味二丸，出入增减，以补真阴，屡用屡效"。至于真寒假热者，忌用承气、白虎，"急以加减八味丸料一斤，纳肉桂一两，以水顿煎五六碗，水冷与饮，诸证自退"。

2. 血证

赵氏设"血病"和"吐血"两篇专论血证，并将其"命门学说"运用到血证的治疗中。他主张"真阴虚者，从阳引阴；真阳虚者，从阴引阳"。他在《医贯·卷之三·绛雪丹书·血症论》中，先论吐衄血病从阴阳气血论治，主以温补，"若有真阴失守，虚阳泛上，亦大吐血，又须八味地黄汤固其真阴，以引火归原"；再论"真阴真阳"，探讨"真阴真阳与血何干"，认为真阴真阳偏颇，俱可使血上溢；并分析了"火不可水灭，反欲用辛热"的机理，论述了"假寒假热"之说，提出真假辨识方法，俱以六味、八味为主治之。《医贯·卷之四·先天要论·吐血论》中，则提出"咳嗽咯唾皆出肾"，辨其真阴虚或命火衰而用六味丸或八味丸。

3. 痰证

对于痰证，时医多认为"脾为生痰之源"，而从脾论治。王节斋首提肾虚生痰，却制方不当。赵氏推崇"痰之本于肾"的说法，认为痰非人本身所有，多因水泛或水沸而成痰，故痰分有火、无火两类。肾虚不能制水，则火不归原，肾中无火，故用八味丸以补肾火；肾中阴虚则水不制火，火动而水沸为痰，故用六味丸补水以配火。并指出善于调补者除六味丸、八味丸以外，还常结合用四君子或六君子健脾补中。因此，善用脾肾同治，先后天同调，方是治痰之道。

4. 虚喘

对于喘证的认识，赵献可继承了张仲景、李东垣等人治喘的观点，重点阐述虚喘的病机及治法。对于喘证属虚者，着重于从肾命水火治疗，用滋肾补水火之源的六味丸、八味丸。阴虚致喘，则壮水之主，水升火降而喘自定；阳虚致喘，用益火之源，助元返本；郁证致喘，治之疏散，不忘滋肾水。其中，郁证虽属实喘，然疏散中仍不忘滋肾中真水，可见其重视肾命的观点。

5. 咳嗽

赵氏论治咳嗽不在于肺，而在于脾，更重于肾。盖脾者肺之母，肾者金之子；肺为气之主，肾为气之本。外感咳嗽日久，形气病气俱虚者，应不治肺而治脾，虚则补其母；咳嗽暴重，滋肾为要，虚则补子；火烁肺金，阴虚火旺，气逆作咳，则滋阴降火，肺肾同调；若脾虚痰嗽或水冷金寒而嗽，则以六君、八味引火归原，等等。实发古人之未发，令人耳目一新，由此可以看出其咳嗽辨治重在补肾的学术思想。

6. 消渴

赵氏认为消渴的治疗在于调和水火，若"人之水火得其平，气血得其养"，则无消渴之虑。他说："下焦命门火不归元，游于肺则为上消，游于胃即为中消。""故治消之法，无分上中下，先治肾为急，惟六味、八味及加减八味丸，随证而服。降其心火，滋其肾水，则渴自止矣。"其重视命门水火互济思想开阔了论治消渴的思路。

7. 气虚中满

赵氏对气虚中满，提出"中满之病，原于肾中之火气虚，不能行水"，治用八味丸为主，以补肾中之火，使三焦有所禀命，肾气不虚而能行水。甚至认为"纯是脾虚之证，既以参芪四君为主，亦须以八味丸兼补命门火。盖脾土非命门火不能生，虚则补母之义，不可不知"。足见赵氏对肾命重要性的认识之深。

8. 阴疟

对疟疾之"阴疟"，赵氏分真阴真阳虚衰不同而论治，如"昼见夜伏，夜见昼止，按时而发"者，以六味汤"壮水之主，以镇阳光"；"昼见夜伏，夜见昼止，倏忽往来，时作时止"者，以八味汤"益火之原，以消阴翳"。

9. 大瘕泄

对阴虚似痢之"大瘕泄"，见"里急后重，数至圊而不能便，必茎中痛"者，又"急以八味地黄加补骨脂、肉豆蔻、阿胶，兼理中汤加升麻、桂、附，相继间服"而治，并以医案佐证。

10. 妇科病

赵氏在妇科病的治疗上同样擅长使用六味丸、八味丸。如在调经的治疗上，赵氏总结为"滋水更当养火，甚有干涸不通者，虽曰火盛之极，亦不宜以苦寒之药降火，只宜大补其水从天一之原以养之使满，满则溢，万无有毒药可通之理! 此调经之法类如此"。六味丸为滋养肾水的代表方，赵氏用其治疗"经水如不及期而来者，有火也""带脉漏下，白为气虚，赤为有火""肾中无水胎不安"等。八味丸为补养肾火的常用方，赵氏用其治疗"肾中无火胎不安""胎冷""从心腹凑上者""不得溺而腹胀者，名曰转胞"等症。赵氏还习以六味、八味配伍他方来治疗妇科疾病，如"调经当用杜仲、续断、阿胶、艾叶、当归、五味，出入于六味、八味汤中为捷径"。此外，用六味丸配逍遥散治疗肝郁肾虚之带下病，六味丸加柴胡、丹皮（滋肾清肝汤）治疗妊娠恶阻等。赵氏在妇科疾病上熟练运用六味、八味以补肾水命火，作为其治疗经带胎产疾病的纲领，是赵氏"命门学说"的临床运用集中体现。

四、原文选释

【原文】可见命门为十二经之主，肾无此，则无以作强，而伎巧不出矣；膀胱无此，则三焦之气不化，而水道不行矣；脾胃无此，则不能蒸腐水谷，而五味不出矣；肝胆无此，则将军无决断，而谋虑不出矣；大小肠无此，则变化不行，而二便闭矣；心无此，则神明昏，而万事不能应矣。(《医贯·玄元肤论·内经十二官论》)

【阐释】赵献可创新"命门学说",其中一个重要的观点就是提出命门为人一身之主。此处原文就突出体现了这个观点,说明"命门"可影响全身五脏六腑。这个观点的思想基础与《易经》中的太极阴阳学说密切相关。

【原文】余所以谆谆必欲明此论者,欲世之养身者、治病者,的以命门为君主,而加意于火之一字。夫既曰立命之门,火乃人身之至宝,何世之养身者,不知保养节欲,而日夜戕贼此火?既病矣,治病者,不知温养此火,而日用寒凉,以直灭此火,焉望其有生气耶?经曰:主不明则十二官危。以此养生则殃,戒之戒之。(《医贯·玄元肤论·内经十二官论》)

【阐释】赵献可从"命门为十二经之主",强调命门之火的重要性,认为命门之火为人身之至宝,在保健养生中提倡温养,反对过用寒凉。此言论更多是针对当时药用寒凉时弊而设,其中强调温补命门之火,为不少后世医家所沿用,对后世的"火神派"亦产生了较大影响。同时,部分医家偏执于温补肾阳,又导致偏于补阳、有阳无阴的时弊,引起了后世医家的学术争论。

【原文】命门君主之火,乃水中之火,相依而永不相离也。火之有余,缘真水之不足也,毫不敢去火,只补水以配火,壮水之主,以镇阳光;火之不足,因见水之有余也,亦不必泻水,就于水中补火,益火之原,以消阴翳。所谓原与主者,皆属先天无形之妙,非曰心为火而其原在肝,肾为水而其主属肺。盖心脾肾肝肺,皆后天有形之物也,须有无形之火,配无形之水,直探其君主之穴宅而求之,是为同气相求,斯易以入也。(《医贯·玄元肤论·内经十二官论》)

【阐释】赵献可借鉴太极阴阳学说,将命门水火用于命门理论的阐述,其中命门先天无形水火为命门理论关键。故命门水火的异常,无疑会对人体产生重要影响。以此为基础,赵献可又借鉴王冰的思想,以壮水之主以镇阳光、益火之源以消阴翳,作为调理命门水火的治疗原则。

赵献可

【原文】然二尺各有阴阳水火互相生化，当于二脏中各分阴阳虚实，求其所属而平之。若左尺脉虚弱而细数者，左肾之真阴不足也，用六味丸。右尺脉迟软，或沉细而数欲绝者，是命门之相火不足也，用八味丸。至于两尺微弱，是阴阳俱虚，用十补丸。此皆滋其先天之化源，实万世无穷之利。自世之补阴者，率用黄柏、知母，反戕脾胃，多致不起，不能无遗憾于世。予特表而出之，以广前人之未备，使医者、病者加意于六味、八味二方云。（《医贯·先天要论·滋降火论》）

【阐释】赵献可除了对命门阴阳水火理论的治疗原则进行阐述，还将该理论应用于临床，其中最突出的是对六味地黄丸的化裁使用，即肾中真阴不足用六味丸，命门之火不足用八味丸，阴阳俱虚用十补丸。

【原文】王氏之论甚妙，但类中风与真中风并论，无轻重缓急之分，亦不能无弊。愚意邪之所凑，其气必虚，内伤者间而有之。间字当作五百年间出之间，当专主虚论，不必兼风。河间、东垣各发前人所未发，至为精妙，但有论无方，后人何所依从？而彦修以阴虚立论，亦发前人所未发，惜乎以气血湿痰为主，而不及真阴，不能无遗弊于后世焉。（《医贯·主客辨疑·王安道中风辨》）

【阐释】先贤论中风，《内经》言内虚邪中，张仲景言络脉空虚风邪入中，河间主火，东垣主气，丹溪主湿，自王安道始分为真中风、类中风两种，细化了中风病诊断，丰富了中风病内涵。但赵氏认为此分法没有体现出中风的"轻重缓急"。明代楼英从发病缓急来考虑，提出了"卒中"之名，李中梓则根据病情轻重以"闭""脱"分类，比较合理。

【原文】至于补肾以治肿，其说难明。盖禹之治水，行其所无事也。若一事疏凿，则失之矣。今人之治肾水者，牵牛、大戟，粗工之小智，正禹之所恶也。间有用五苓、五皮者，以为中正。亦转利转虚，肾气愈衰而愈不能推送矣，故须用补肾。经曰肾开窍于二阴。肾气化则二阴通，二阴闭则胃膜胀，故曰肾者胃之关也。又曰：肾主下焦。三焦者，决渎之官，水道出焉。膀胱者，州都之官，津液藏焉。必待三焦之火化，始能出也。其三焦之经，在上者，布膻中，散络心包；在下者，出于委阳，上络膀胱。上佐天道之施化，下佐地道之发生，与手厥阴为表里，以应诸经之使者也。是故肾虚者，下焦之火虚也。《宣明五气》论云：下焦溢为水，以水注之，斯气窒而不泻，则溢而为水也。经曰：三焦病者，气满小腹尤坚，不得小便，溢则水留而为胀。惟张仲景制金匮肾气丸，补而不滞，通而不泄，诚治肿之神方。国朝薛立斋先生，屡用屡效，详载之医案中。余依其案，亲试之甚效，故敢详著焉。世有患此者，幸毋诞之乎。(《医贯·先天要论·气虚中满》)

【阐释】《素问·水热穴论》云："肾者，胃之关也。关门不利，故聚水而从其类也。上下溢于肌肤，故为胕肿。"说明水肿的发生与肾、胃（脾）之间的内在联系。赵氏遵循经旨，对该理论进行拓展延伸，仿效薛立斋用金匮肾气丸治疗水肿，试之甚效，为临床提供了借鉴。

【原文】又有一等纯是阴虚者，其证腹大脐肿腰痛，两足先肿，小水短涩，喘嗽有痰不得卧，甚至头面皆肿，或面赤口渴，但其人饮食知味，大便反燥，医见形肿气喘水证标本之疾，杂用利水之药而益甚。殊不知阴虚，三焦之火旺，与冲脉之属火者，同逆而上，由是水从火溢，上积于肺而嗽，甚则为喘呼不能卧，散聚于阴络而为胕肿，随五脏之虚者，入而聚之，为五脏之胀，皆相火泛滥其水而生病也。以六味地黄加门冬、五味大剂服之。余亲试有验，故录。(《医贯·先天要论·气虚中满》)

【阐释】水肿一证，多为阳虚水泛，赵氏以金匮肾气丸补阳以运通为主。若是体内的阴液、津液亏虚，导致水液无法及时代谢，也会引起水肿，赵氏以六味地黄丸加门冬、五味养阴为主。此外，还有肝郁脾虚、气血不足等原因导致的水肿，当辨证施治。若非熟识该病各种情形，断无此等见地。

【原文】或问：论调经以滋水为主，不须补血，何也？曰：经曰女子七岁，肾气盛，齿更发长；二七而天癸至，任脉通，太冲脉盛，月事以时下，故有子。天者天一之真，癸者壬癸之水，月者水之精，以一

赵献可

月而盈，盈则昃。女人经水一月以时而下，能有子；不以时下，或过期，或不及，皆为病，病则不能有子。所以必须调经，调经必须滋水为主。又问曰：同一红色，非血而何？曰：女人系胞之所而养经之处，养之一月而行，行则虚矣；以时交感，以虚而受，人若有孕，此水即化为乳而不月。乳之色白也，何谓血乎？至四十九而天癸绝，其所绝者天癸水也，其流行之血不见其亏，故不须四物汤补血，补血兼不得滋水，滋水必兼补血，故必以六味丸滋水。何也？盖血乃后天饮食入胃，游溢精气而成，以为流行之用。若经水乃冲任所主，人身中有奇经八脉，俱属肾经无形之脉，其冲任者，奇经之二，其脉起胞中，为经脉之海，与手太阳、手少阴为表里，上为乳汁，下为月水，女人独禀此水以为生生之源，与男子二八之精同气，从天一之源而来，精则一月而满，满则溢，似血而实非血也。冲任起于胞中，男子藏精，女子系胞，其间又恃一点命门之火为之主宰。火旺则红，火衰则淡，火太旺则紫，火太衰则白。所以，滋水更当养火，甚有干涸不通者，虽曰火盛之极，亦不宜以苦寒之药降火，只宜大补其水从天一之原。以养之使满，满则溢，万无有毒药可通之理！此调经之法类如此。（《邯郸遗稿·卷之一·调经论》）

【阐释】赵氏在历代医家论述冲任的基础上又有创新，认为冲任由命门之火主宰，冲任虚损导致的疾病可以通过填补命门之火来治疗，而命门火之旺衰程度可由经色的红、淡、紫、白来判断。赵氏在《医贯》中提出命门为人一身之主，此处又以"命门之火主宰冲任"来阐释命门在妇人生理病理中的核心地位，为后续阐发妇产科诸病奠定理论基础。

【原文】胎从心腹凑上者，名曰子悬。此命门火衰，胎在腹中寒冷，不得已上就心火之温暖，须理中汤，不应，八味丸作汤。（《邯郸遗稿·卷之四·妊娠》）

【阐释】子悬一证，最早见于宋·许叔微评严氏紫苏饮："治怀胎近上，胀满疼痛，谓之子悬。"明·陈良甫解释说："夫妊娠将养得所，则气血调和。故儿在胎则安，当产亦易。若节适失宜，则血气乖理，儿在胎则驱动，至产育亦难。而子上逼于心者，由产难用气力，胎动气逆，胎上冲逼于心者。"（《妇人大全良方·妊娠胎上逼心方论第八》）在妊娠期中，以胸腹胀满，甚则喘急疼痛，烦躁不安为苦，多因平素肝肾素虚，孕后阴亏于下，气浮于上，气血失和，冲逆心胸所致。后世承袭此说，多以紫苏饮治疗子悬之症。赵氏独辟蹊径，以命门火衰，胎感寒冷，故上以心火取暖，从此来解释"胎上逼心"的病机，在治疗上以理中丸、八味丸治疗，给临床提供了新思路。

五、医案选按

1. 咳喘案

一男子年五十余岁，病伤寒咳嗽，喉中声如鼩。与独参汤，一服而鼩声除，至二三服而咳嗽亦渐退，服二三斤病始全愈。（《医贯·咳嗽论》）

【按】前贤有"喉如鼾声者为虚，喉如水鸡声者为实"之说，故治者不可不分虚实。《本草纲目》中有"治虚喘用人参一味为末，鸡子清投新汲水调下一钱"的记载。说明人参亦有定喘之功。

2. 消渴案

一男子患此，余欲以前丸治之，彼则谓肉桂性热，乃私易之以黄柏、知母等药，遂口渴不止，发背疽而殂。（《医贯·消渴论》）

【按】证乃肾经虚火炎上无制为患，故用八味丸引虚火归原，使火在釜底，水火既济，气上熏蒸，俾肺受湿润之气而渴疾愈矣。如误认火热为害而施以寒凉之品，终致不救。

3. 腿痛案

有一友，宦游京师，病腿痛发热，不能履地，众以为腿痛。延予视之，扶掖而出见。予曰：非痛也。以补中益气汤，加羌活、防风各一钱，一服如失。次日乘马来谢。（《医贯·湿论》）

【按】赵氏遵循《素问·痿论》"治痿独取阳明"之旨，采用李东垣原治内伤发热之补中益气汤，以温补足阳明经，又加羌活、防风祛风除湿，故收效如神，也为临床提供了新思路。

赵献可

4. 睾丸肿胀

余一日患阴丸，一个肿如鸭卵，发热。以湿热证治之，不效。细思之，数日前从定海小船回，有湿布风帆在座下，比上岸始觉。以意逆之，此感寒湿在肾丸也。乃用六味地黄，加柴胡、吴茱萸、肉桂各一钱，独活五分，一服而热退，再服而肿消。后有患偏坠者，此方多妙。（《医贯·湿论》）

【按】睾丸肿胀属于"子痈"，一般多为湿热下注所致。但本案因外感寒湿，侵犯肝肾之经脉，气机不利所致，故以六味地黄丸补益肝肾，再加柴胡、吴茱萸、肉桂、独活疏肝理气通络。

5. 疟痢案

有一孕妇疟痢齐发，医治两月余，疟止而痢愈甚。又加腹痛饮食少进。延余视之，余曰：虚寒也，以补中益气加姜桂。一服痢止大半，再一服而反加，疟病大作，主人惊恐。余曰：此吉兆也。向者疟之止，乃阴盛之极，阳不敢与之争。今服补阳之剂，阳气有权，敢与阴战，再能助阳之力，阴自退听。方中加附子五分，疟痢齐愈。大服补剂，越三月产一子，产后甚健。（《医贯·痢疾论》）

【按】患者疟疾兼有痢疾，久治不愈，乃中焦虚寒，故以补中益气汤加姜、桂温补脾胃为治。服后虽病情加剧，乃疾病向愈之征，再加附子以助阳而收效。

6. 肾疳案

有一小儿患耳脓，经年屡月，服药不效，殊不知此肾疳也，用六味丸加桑螵蛸，服之即愈。（《医贯·耳疮论》）

【按】肾疳之名，出自《小儿药证直诀》，为五脏疳之一。多由小儿先天肾精不足，后天脾胃虚弱等造成，症见颜面发黑、骨瘦如柴、牙龈出血、肿痛等，治当益阴补肾，故用六味地黄丸加桑螵蛸。

六、代表性方剂

1. 助风益气汤

凡血崩之疾当分阴阳而治，气血人身之阴阳也。阳主升，阴主降，阳根阴，阴根阳，一升一降，循经而行，无崩漏也。若阳有余则升者胜，血出上窍；阳不足则降者胜，血出下窍。总之血随阳气而升降，阳气者风也，风能上升，然必须东方之温风始能升，故用助风益气汤。凡气虚不能摄血而崩者，其人必面白、尺脉虚大、食饮无味，久病者有之。

助风益气汤

肉桂　人参　黄芪　白术　甘草　羌活　独活　柴胡　防风　藁本　细辛　川芎　熟地　白芍　桃仁　红花（《邯郸遗稿·血崩》）

【按】本方功能益气养血，固冲止血。主治阴道出血量多，或淋漓不止，血色淡，质稀，下腹坠胀，舌淡，脉细弱，属脾虚者。中气虚弱，气虚不能固摄，经血失统，则暴下或淋漓不止。故方中以人参、黄芪大补元气，升阳固本，为君药。柴胡、升麻升举阳气，助君药升阳固本，共为臣药。荆芥、阿胶入血分补血止血，补气与补血两药合用，使气血双补，气血和。防风、羌活祛风固表，诸药共为佐药。炙甘草补中益气、调和诸药为使药，诸药合用，气血充沛，阴生阳长，冲脉得固，崩漏自止。

2. 清肝滋肾汤

恶阻多在三个月之时，相火化胎之候。壮火食气，上冲胃口，食入即呕吐。少阴肾水既养胎，少阳之火益炽。先用逍遥散止呕，再用清肝滋肾汤加杜仲、续断，甚者加川连、吴茱萸。

清肝滋肾汤

地黄　山萸肉　山药　柴胡　丹皮　泽泻　茯苓　白芍（《邯郸遗稿·血崩》）

【按】本方系六味地黄丸加柴胡、白芍而成，方中"三补三泻"滋

赵献可

补肝肾，填精益髓；配以白芍、柴胡疏肝养血。其弟子高鼓峰在此基础上，又加入栀子、酸枣仁、当归，名为"滋水清肝饮"，现代临床主要用于治疗围绝经期综合征、黄褐斑、不育症、抑郁症等病证。

高鼓峰

一、生平简介

高鼓峰（1623—1670），名斗魁，字旦中，浙江鄞县（今浙江省宁波市）人，明末清初名医。高氏家族本居北方蓟门，五代时期避乱迁居蒙城等地。南宋时伴随众士族南迁，其中高世埴迁居于四明（鄞县），成为四明高氏之先祖，因后裔多人入仕为官，高氏渐成四明望族，明末时更因高斗枢身居高位而达到高潮。高世埴之子高元之博学多才，曾就学于易学家程迥，精于经学，兼通杂学，亦长于诗歌。高元之八世孙高士，有文名，对医学亦颇有研究，善治痘疹，治病以朱震亨为宗，强调辨证论治，有用方有奇效之称。四明高氏后裔高武，号梅孤，《鄞县志》载其喜读书，胸怀奇志，"凡天文、律吕、兵法、骑射，无不娴习"。高武在嘉靖年间曾中武举，但于官场并不得志，弃官归家后专攻医学，并在针灸方面取得不俗的成就。高鼓峰幼时习儒，为明末诸生，年少便有才名，善作诗文，工于书法，"小楷类《乐毅论》《东方朔像赞》，行书逼米芾，间追颜真卿，天纵之能，无不造妙"。他曾受学于黄宗羲，其授之以读书之法，"旦中锐甚，闻余之言，即遍求其书而读之，汲深解惑，尽改其纨绔余习"（黄宗羲《高旦中墓志铭》）。此后高鼓峰还在黄宗羲所主书院参加讲学，并得到很高的评价，认为他"省悟绝人"。

高氏的家族背景是高鼓峰在医学方面发展的必要条件和重要因素。明清易代之后，四明高氏在政治与经济上都受到了重大打击，高鼓峰也因拒绝入仕清廷而成为遗民，由于经济状况恶化，"遂以其医行世"。对此清朝著名学者全祖望亦曾有描述："始卖药于苏、湖之间，以其所入济之。"（《续甬上耆旧诗》）可见高鼓峰经济状况的恶化除朝代更迭的因素外，很大程度上还与高鼓峰性好任侠快意，甚至不惜损己利人有关。这在《宁波府志》也有记载："时失职之士多罹惨祸，斗魁破产营救。……为（之）经纪其丧，殡殓如礼。"高鼓峰少时喜好医学，对岐黄之道深有研究，其友李邺嗣曾言："君少喜方，常读鹊经。善论阴阳，若见结癥。"（《杲堂文钞》）高鼓峰继承家学，"穷研于《灵枢》《素问》之旨，参究于张、李、朱、薛之说"（《四明心法》）。因他与赵献可同乡，且时代相近，深受赵氏"命门学说"的影响，私淑赵氏之学而尽得旨要。加之高鼓峰博闻强识，转学多师，在医学领域取得了长足进步。"所至之处，蜗争蚁附，千里挐舟，逾月而不能得其一诊"（黄宗羲《高旦中墓志铭》）。当时的吴之振就曾称赞高氏"往来两浙，活人甚多"。而近代名医章次公也高度评价高鼓峰的医学水平，称其为"奇人"："余尝谓清代医人中，有二奇人，曰四明高斗魁、玉田王清任；有二学人，曰吴县叶桂、吴江徐大椿；有二妄人，曰昌邑黄元御、元和陆懋修。高、王二人，奇而不诡，开创风气；叶、徐二人，虽沿仲景，自有创获；若黄、陆二人，直以齿牙胜人，然究其实则枵然无物者。"（《古医籍各家证治扶微》）经长期临床实践，高鼓峰对自身医学理论进行总结，提出"治病之要，在临证时先察内外、脏腑、经络、新久、虚实、食痰、气血，才以脉合之"（《四明心法》），强调诊疗要与四诊合参，并要根据得病新久、病因病机、邪正虚实、气候环境等诸多因素来综合判断。高鼓峰开始行医后，经黄宗羲之弟介绍给吕留良看病，吕氏服用高鼓峰的"补中益气数剂，神情如旧"。吕留良惊叹于高鼓峰的精湛医术，"不谓君学问如此之深也"，于是向其学医。二人意气相投，同好医术，结下了深厚的友谊，此后两者亦师亦友，成为莫逆之交。后人将两人并举，称活人之奇验，"传闻于人口者，不可殚述"（《四明心法》）。因高鼓峰常以余财救济穷困的亲友，其治病收入，随手散尽，待到临终时已是家徒四壁。清康熙九年（1670）高鼓峰病重，临终前他写下了"明月冈头人不见，青松树下影相亲"的诗句，意喻再也无法完成反清复明大业而惆怅万分。墨痕未干,名医已逝,终年四十八岁。当亲朋好友得知消息前来送行时,才发现这一代名医的家里,竟然连办丧事的费用都没有。据民国时期《越城姜氏谱》(《绍兴县志资料》第一辑《人物列传·第一编·清》)载,高鼓峰有弟子姜垚,字汝皋,少京兆定庵公长子。少学青乌于华亭蒋人鸿,又学岐黄丁甬东高鼓峰。

二、医著选介

1.《四明心法》

《四明心法》,3 卷,初刊于清雍正三年(1725),被辑入《医宗己任编》《医林指月》等书,又名《医家心法》《鼓峰心法》。卷一、卷二包括"诊法""脉义""方论""药论",同时根据五脏属性不同,选二十五方,绘制"五行五脏天人一理图"等图进行详解。卷三则汇集了高氏多年来对各种病证的辨治经验,包括中风、伤寒、膈证、吞酸、消证、霍乱、带下、淋证、吐泻及惊证等,间附医案。该书集中体现了薛、赵一脉善用人参、地黄等温补治法,被谢观评价为"读之可见此派宗旨之所在"。高鼓峰在《四明心法》中着重强调了临床诊断辨证的重要性,医者切脉所获与患者症状应相吻合才能下药。其"诊法"篇载:"治病之要,在临证时先察内外脏腑、经络新久虚实食痰气血,才以脉合之。如证与脉合,或正治或从治可也。有证症与脉不合者,则当审其轻重,辨其真假,舍证从脉,或舍脉从证以治之。"高氏利用多种方式合诊以准确辨证,一反明代以来业内所抨击的"头痛医头,脚痛医脚"不辨证脉而妄下方剂之弊。其中,高斗魁尤善辨别脉相,多以此切中病源,有人评价"四明脉法之精……治验更极神奇,医道中乃让此公出一头地耳"(《医宗己任编·四明医案》)。虽为赞语,但可见高氏对以脉辨证的重视。

2.《四明医案》

《四明医案》,1 卷,约成书于清康熙九年(1670),被辑入《医宗己任编》。为高鼓峰晚年所辑的行医过程中具体病例,共 28 例。从诊治内容上来看，高斗魁所治病目并不限于专科，而广涉内科、妇产科多种病证，其中以寒热、脏腑病证居多。从诊治范围上来看，医案中所记录的地点表明，高斗魁活跃于宁波、杭州、桐乡多地，行医活动范围以浙江为主。如此观之，高氏更有可能为走方游医，而非开馆设诊的堂医。从诊治对象上来看，有普通乡人，亦不乏如吕留良、徐甘来、沈允亨等当地士人及家人。

三、学术观点与诊治经验

（一）学术观点和特色

1. 推崇赵张之说

高鼓峰业医二十余年，由儒精医，他钻研《内经》之学，"参究于张、李、朱、薛之说，神奇变化，不可端倪"，尤其私淑同里赵献可，推崇其医学理论，立法处方常以补养肾命为法。高鼓峰继承了赵献可援易理以入医的思想，并与吕留良一起对其学说积极颂扬，使赵献可医学思想影响日渐广泛。据高鼓峰在《四明心法》"六味地黄丸方论"中所言："浙东惟四明医家，承受赵氏之学者多为善于用，浙西惟张卿子，亦稍用之；沿及三吴，不能解也。"可见赵献可的肾命之说当时主要在宁波地区传播，对宁波地区的医家影响最著，而稍远的浙西、三吴地区影响力就有所减弱。但是在黄宗羲于清康熙十年（1671）所作《张景岳传》则言："二十年来，医家之书盛行于世者，张景岳《类经》、赵养葵《医贯》。"其时恰为高鼓峰以医行业，积极践行"温补学说"的时期。黄宗羲《高旦中墓志铭》就说道："旦中又从赵养葵得其指要，每谈医药，非肆人之为方书者比。……《医贯》《类经》家有其书，皆旦中之所变也。"更是直接说明高鼓峰承接赵献可、张景岳之学，对"温补学派"传承发扬起到了重要作用。高鼓峰师法赵献可常用八味丸以补肾命，并提出八味丸主用之药为桂、附，"即坎卦之一阳画也，非此则不成坎矣"（《四明心法》）。其中附子为三焦命门之药，其特性辛热温阳，走诸经而不守；肉桂为少阴之药，能宣通血脉，从下窜发。但二者皆难控制，"必得六者纯阴厚味润下之品，以为之浚导，而后能纳之九渊，而无震荡之虞"（《四明心法》）。他提倡阴阳双补，认为桂、附乃为温阳通行而设，需配以阴润之品，任意使用则有"酷烈中上，烁涸三阴"之虑。高鼓峰认为八味丸为少阴主方，正因为配伍了润下滋肾之品，而为补肾专方，得名肾气而列于《金匮》不入《伤寒论》中。"桂逢阳药即为汗散，逢血药即为温行，逢泄药即为渗利，与肾更疏。亦必八味丸之桂，乃补肾也"。同时高鼓峰还旁通张景岳之学，对景岳"阴中求阳，阳中求阴"阴阳互根学说有所发挥，立五方治足少阴肾足太阳膀胱水主病变之五证：即用六味饮泻水中之水，用疏肝益肾汤泻水中之木，用八味丸泻水中之火，用右归饮泻水中之土，用左归饮泻水中之金。认为张景岳的左归饮，"治肾水干枯，虚火上蒸脾胃；阴土受亏，以致饮食不进，大便燥结，甚至三阳癃闭，变成噎膈。治之于早，无不愈也"。右归饮则对命门虚寒等证用八味丸治之不愈者最宜运用。此外，高鼓峰在继承赵献可、张景岳等重视调补脾肾的基础上，结合赵献可郁病理论，创造性地提出肝肾同调之法，首创滋水清肝饮以滋肾疏肝、滋阴降火、调和阴阳，达到"取地黄丸之探原而不隔于中，取生地黄汤之降火而不犯于下"的目的。由此可见，高鼓峰在继承赵献可、张景岳等的学术思想时并非照搬全抄，而是常常根据临床实际上灵活运用，且多有发挥。

2. 继承李薛之学

"温补学派"以温养补虚，善用甘温，阴阳并补，注重脾肾为治疗特点。薛己以脾胃为气血之本，其学术渊源来自李东垣，如《保婴撮要》云："胃为水谷之海，六腑之大源也。……故东垣之法，一以脾胃为主。"同时薛己又强调脾肾同为元气根本，如《薛案辨疏》云："元气虽在肺经，而其根在于脾，并不在脾，而在于肾。……诚知元气之根在于脾，更重于肾也。"并提倡脾肾同调，以顾护元气，常以补中益气汤与六味地黄丸兼用。高鼓峰继承了李、薛之学，注重脾肾，尤重肾水命火的学术理论。他认为人身元气有限，攻邪可能导致攻伐太过而伤正，所以主治病证强调"邪之所凑，其气必虚"。辨证用药时，除"先天阴

高鼓峰

虚、阳虚"外，还常见"攻伐太过"之虚，因此喜用甘温之味，善用李东垣、薛己所习用的补中益气汤、六味地黄丸、八味地黄丸等方药。如《四明医案》所治28例病案中，用此类温补方药的就有11案，若再加用人参或熟地者，则比比皆是。高鼓峰在临床中还将补中益气汤灵活应用，根据实践加减化裁为参芪补脾汤等诸多方剂。

3. 推重五行生克

浙江"温补学派"的命门学说，引宋儒太极之说以解释人体命门生命活动，并以《周易》坎卦比喻肾与命门，认为坎中一阳为命门。又以命门拟太极，而生阴阳水火，以为真阴真阳。其意参考宋儒太极生阴阳，阴阳化五行，五行成万物之理论为命门生阴阳，阴阳生五脏，五脏成全体之说。治疗上赵献可和张景岳均以阴阳并重，赵氏宗薛己六味丸、八味丸治肾之法，张氏则以阴阳互根而主以左归、右归。高鼓峰则在两者基础上，推重五行，对五脏诸病，以五行生克和五行互藏为依据，各主五方，共计二十五方为主治。五脏病症生克传变早在《难经》就有论述："从后来者为虚邪，从前来者为实邪。从所不胜来者为贼邪，从所胜来者为微邪，自病者为正邪。"高鼓峰结合临床加以发挥："子来扶母，遇我之所生也，虽病易瘥。""母来抑子，病虽不死，亦绵延日长矣。""我克者为妻，妻来乘夫，虽非正克，不足虑也。""夫来乘妻，为害必矣。"（《四明心法》"二十五方图解"）并以此为据，订立各病变见诸方。如"肝与胆自病为正邪，用逍遥散泻木中之木；之心病为实邪，用七味饮泻木中之火；之脾病为微邪，用小柴胡汤泻木中之土；之肺病为贼邪，用左金丸泻木中之金；之肾病为虚邪，用滋肾生肝饮泻木中之水"（引同上）。心小肠火主病则用归脾汤、远志饮子、龙骨丸、导赤散、养荣汤等，脾胃土主病则用六君子汤、四君子汤、理中汤、建中汤、香连丸等，肺大肠金主病则用泻白散、生脉散、生金滋水饮、黄芪汤、补中益气汤等，肾膀胱水主病则用六味饮、疏肝益肾汤、八味丸、右归饮、左归饮等。

（二）诊治经验

高鼓峰在治病时注重"温补"，善用六味、八味及补中益气汤。他在《四明心法》有言："人之元气有限，病久必伤元气，若再攻之，元气竭矣，真阴亡矣。"认为虚实以虚为要，并将虚分阴虚、阳虚和先天、后天。谓阴虚者，血虚也，补血用四物汤之类；阳虚者，气虚也，补气用补中益气汤之类。先天阴虚用六味、左归之类，先天阳虚则用八味、右归之类。还有过用寒凉而致阳虚，温以参、术、黄芪，甚者助以姜、桂，更甚者用八味、右归以其救其源。如发散太过而致阴虚，滋以归、芍、熟地，补以枸杞、龟鹿两胶等黏腻之物。在具体治疗疾病时常能审证详阴，洞悉疾病本源，对如何运用温补之法，自有法度，进退次序井然，临证常获奇效。如高氏在调理后天的同时，常兼顾先天，将补脾肾有机结合，或先用大剂参、芪，再用六味、左归；或用大剂补中益气基础上加附子以温补肾阳。此外，他还创制了许多方剂，如《四明心法》记载的"四明治验方"，由当归、生地黄、牡丹皮、青黛、黄连、羚羊角、陈皮、半夏、南星组成，为末作丸，辰砂为衣，空心白滚汤下。杨乘六用之甚效，将其辑入《医宗己任编》，并云："予每用此及后东庄方治痫，辄验，故附存之。"（《医宗己任编·卷二·方论》）

四、原文选释

【原文】吐血，世皆知火症，便以寒凉温润之剂投之，土死金衰，木势转炽，病反剧矣。除是瘀血抑蓄，折土而奔注，与伤寒变热，迫窍而出者，余俱当以火剂参、芪回其气，气回则血循经络矣。待稍定，即以重料六味、左归等饮，于水中养木，亦须加人参使气自阴生也。（《四明心法》）

【阐释】高鼓峰临证以温补见长，对于吐血一证，认为"阳统乎阴，血随乎气"，遵循前人"治血必先理气，血脱必先益气"之意，认

高鼓峰

为有形之血不能速生，无形之气所当急固，以无形自能生有形，故用大剂参、芪益气，待气回后再六味、左归等饮补肾固本。

【原文】阴虚为劳，即今所谓怯弱症也。虽有五脏之别，然皆起于心脾，脉必数而有浮大细小之分。浮大而数，阴虚甚也；细小而数，阴中之阳绝矣。此等症，必见咳嗽，或吐红，或遗精，或女子不月，或诸般劳伤而起，要当治之于始。妇人产后，最易成此症，慎之慎之！治法只一归脾汤，加麦冬、五味、白芍，去木香，吞六味丸，此外别无治法。有一种郁而起者，即以前方加味外，再加丹皮、山栀，曾经庸医用寒凉者，不可复服。又有一种阳虚者，脉不数，但缓而大不收，奄奄无力，夜卧不安，梦中常见神鬼不吉，醒来胸中战跳，或下见遗精，口中无味，饮食不思，略食即饱。此皆命门虚损，心火衰息，以致脾土不运，生气不旺，大剂养荣汤，加附子，吞八味丸。(《四明心法》)

【阐释】治弱之法，指不胜屈，然皆不得其要。高氏认为，切勿用寒凉败胃之剂，治当滋其化源。文中条分缕析，所述甚详，有颇多可效法之处。

【原文】张仲景立八味丸，治汉元帝三阴疟。至宋时钱仲阳，始去桂、附，变而为六味，以治小儿。盖以小儿纯阳，无补阳之法。倘或先天不足，行迟脚软，阴虚发热，则用六味以补之，此仲阳变法也。乃薛氏则因此悟到大方，亦当以此补阴，而丹溪之补阴丸始废。然其方虽列于医案中，而未尝发明其为救阴之的剂也。至赵氏始大阐薛氏用此方之意，而以为圣方神剂，又不止治阴虚发热之一法，触处旁通，无不立应，而学者始善于用六味矣。然浙东惟四明医家，承受赵氏之学者多，为善于用。浙西惟张卿子，亦稍用之，沿及三吴，不能解也。即读赵氏书者，亦懵然不觉。然赵氏加减之法甚严，又非薛氏之意矣。(《四明心法》)

【阐释】八味丸始载于《金匮要略》以来，受到了历代医家的普遍重视。由于方中药物配伍的比例有所差异，故有崔氏八味丸、八味肾气丸、金匮肾气丸之不同的方名，从而发展衍化出一序列有效方剂及相关理论，如济生肾气丸、桂附八味丸、六味地黄丸、杞菊地黄丸、知柏地黄丸、归芍地黄丸、麦味地黄丸、左归丸、右归丸等，这些方剂组成有别，功效不一，对中医学补肾理论的发展起到了重大的作用。

五、医案选按

1. 内伤发热案

庚子六月，同晦木过语溪访吕用晦，适用晦病热证。造榻前与之语，察其神气，内伤症也。予因询其致病之由。曰偶夜半从卧室中出庭外与人语，移时就寝，次日便不爽快，渐次发热，饮食俱废，不更衣者数日矣，服药以来，百无一效。将何以处之？予曰：粗工皆以为风露所逼，故重用辛散；不进饮食，便曰停食，妄用消导。孰知邪之所凑，其气必虚，若投以补中益气汤，则汗至而便通，热自退矣。用晦欣然，辄命取药，立煎饮之。旁观者皆以热甚，又兼饱闷，遽投补药必致祸。予慰之曰：无容惊扰，即便矣。顷之索器，下燥矢数十块，觉胸膈通泰。旁观者始贺。是晚熟寐至五鼓，热退进粥。用晦曰：不谓君学问如此之深也，不然几败矣。连服补中益气数剂，神情如旧，逾日而别。(《四明医案》)

【按】此案为高鼓峰、吕留良两位医家相识相交的源头，高鼓峰经人介绍为吕留良诊病，以补中益气甘温除热之法取效。吕留良为高鼓峰医术精湛折服，并对医学产生了浓厚的兴趣。景岳云："医家不贵于能愈病，而贵于能愈难病；病家不贵于能延医，而贵于能延真医。"此之谓也。

2. 孕妇内伤案

一妇患内伤证，值孕八个月，身体壮热，口渴，舌苔焦黑，医用寒凉治之。予曰：无论内伤，即麻黄桂枝证，也须先安胎，后攻邪，今两手脉数大无伦，虚热盛极，乃复用寒凉，阳受阴逼，其能久乎？投以滋肾生肝饮，一剂热退。继用补中益气汤而愈。(《四明医案》)

【按】内伤可用补中益气汤，但阳邪燔灼伤阴，则应先予甘温滋润之品以滋肾生肝，再继用补中益气汤。如遽投参、芪升补之剂，则阳火愈旺，而阴愈受伤。

3. 房劳内伤案

范中行自省归石门，感冒风寒，又过于房劳，发热昏闷，医以为伤寒也。羌活、柴胡，投之不应。又以为阴证也，肉桂、木香，投之又不应。热且愈甚，饮食俱废，舌黑如炭，八日不便，医正议下，予往诊之，脉细数而沉。因语之曰：阴亏甚矣，胃气将绝矣，非温和甘润之剂，弗能救也。急以左归及滋水清肝等药，重加参、芪服之。他医以为不大便奈何议补？予曰：子以为承气症耶？误矣。第服药自得便，至第四日果下黑矢升许，热退，舌亦红润，但尚未进食，病家犹以用补为嫌。予慰之曰：本内伤证，一补中益气疗之足矣。无奈粗工杂投，胃气转伤，不能即复，今以药补之，以稀粥调之，不过数日，自然知味，公等勿忧。病家不信，另延一医，重用承气汤，服至二剂，不得便，病势反剧。无颜再恳予。往禾中延薛楚玉，楚玉至，病家叙述病情及用药次第。楚玉曰：既用熟地而便，效可知矣，何至举将收之功而弃之耶？今无能为矣。逾数日果殁。病家目楚玉为予党，究不之信。(《四明医案》)

【按】劳力致感，而又过犯房劳，阴亏甚矣，胃气将绝，当急投温和甘润之剂。而如患者主见不定，医药乱投，自就死地矣。诚如高氏在案后感叹："嗟夫！举天下学问之人，而尽目之为党，为彼之医，不亦难乎？"

4. 房劳内伤案

七月初一日，用晦以室人病相邀，同黄晦木至语溪。用晦言：室人病可缓治，业师徐五宜先生之长君，伤寒危甚，须即往，子为我救之，我已致之业师矣。顷之有人来言，病者晚来狂叫，晕去五六次，早起一晕竟绝，医不必往也。用晦为之痛惜。予问病来几日？云九日矣。予又问胸尚热否？曰胸但不冷耳。予语用晦曰：可救也。急趋用晦同晦木往视之。至则僵尸在床，口鼻无气，面色青黯，口噤，目闭，手撒，独唇色紫黑。予笑谓晦木曰：此人不死，阴虚证误服白虎所致耳。切其脉，两尺尚在。时旁观者皆笑予妄。遂取人参一两，熟地二两，炮姜五钱，浓煎汤，挖而灌之。尽剂，口开面色转红。不及一时，大叫冷甚。连以热汤饮之，即发壮热，通身淋漓汗下而苏矣。此晚腹胀不便，予曰：无忧也，大汗之后，虚不能出耳，再饮药一钟即得解。次日，其尊人五宜先生来曰：诸病悉除，但多妄言怒骂，如有鬼神驱之者，先生将何以教之？予为之调治数日不得间，因就宿其家，至夜半诊其脉曰：虚至此乎！复以大剂附子、理中、建中投之，数日而愈。（《四明医案》）

【按】危重之症，疑似之病状最多。晕绝之症阳气不得接续，问之胸口尚温，诊脉两尺尚在，命门肾气未绝，予人参、熟地、炮姜以温补气血而得挽回。但药后出现妄言怒骂之症，经凭脉辨证，予大剂附子理中而愈。然此案脉诊不详，未得明言所凭依据，殊为可惜。

5. 发热便秘案

石门吴弁玉，发热多汗便秘，数日不止。医曰：此停食伤寒也。不宜与食，待热退始可以稀粥汤饮之。病势转甚，延予视之。予问曰：肚中饥否？曰饥。索其日所用药，则芩、连、枳壳、花粉、厚朴之属。予笑曰：子但吃饭，病即除矣，无庸此等药也。病者喜甚。曰：吾本无食，医言有食，故耐此数日饿耳。然便秘云何？予曰：致新即推陈矣。胃中久无谷气，故前物积而不下，且子之发热多汗，一味虚证。遂用参、术调补而痊。（《四明医案》）

【按】发热而且便秘，证似属实，不宜遽投参、术。然此案患者多汗不止，显系阳气已虚，故以参、术调补而痊。

6. 小儿伤食案

吴章成弟，八岁，发热闷乱，大便不通，医作外感治。予曰：此得之伤食，因发散太过，遂成虚热，兼风药燥血，故不便耳。先以六味饮加肉苁蓉三钱。饮之下黑矢十数枚，继以补中益气汤，数剂而诸病悉除。（《四明医案》）

【按】小儿伤食，脾虚气滞，不能运化，当以六君、补中等剂少加枳、桔，助脾以消食，则气通脾运。若误认为发热外感，而妄加发散，或因便秘而进硝、黄，则阴虚血燥，肠胃干枯，便愈秘而不出。当用滋肾润肠之剂，使阴血濡润而燥矢自下。故高氏呼吁"请以熟地、苁蓉代

高鼓峰

硝、黄、枳、朴可也"。

7. 疟证误治案

新安程结先子病疟，每日至辰时大寒，午时大热，热即厥，两目直视，不能出声，颏脱，涎水从口角涌出不止，日流数升。至丑时始汗解，饮食不进，昏冒几绝。予往视之，皆诛伐太过所致也。投以补脾之药，不即效。延他医调治，用柴胡、防风、南星、半夏等药，病势转剧。其家复延予治之，值医者在。予请曰：此何证也？而用前药。曰：子不识乎？此肝疟也。肝疟令人色苍苍然太息，其状若死。予笑曰：据子述经言，当得通脉四逆矣，何用前药？予诚不识此何病，但知虚甚耳。请先救人后治病，何如？曰：子用何药？予曰：大剂参、附，庶可挽回。医力争参、附不便。予漫应曰：谨奉教。医始洋洋色喜而别。是夜用人参一两，黄芪二两，炮姜三钱。比晓，熟地、桂、附并进。次日辰时，病不复发矣。(《四明医案》)

【按】疟证误用寒凉后病情加重，变证迭出，方药杂投，渐至不起。值此危重之际，高氏后予温补培本大剂而得转危为安。其中关键在于既识得标本虚实，又善于扶正培本。

8. 劳倦后复伤饮食案

杭友沈侨如甥病伤寒。诊其脉浮数有力，舌黑，胸脯痛胀。此得之劳倦后复伤饮食，医以寒凉消导攻之，火受遏抑，无所归也，急以大剂参、术、归、芪、炮姜救之。戒其家人曰，夜半当发战，战则汗而解矣。如战时，频频以粥与之。时予与黄晦木、黄复仲、吕用晦同卧天长寺，四鼓时，病家急叩门曰：服后果寒甚索被，顷之大热昏沉而死矣，先生尚有法救之否？予曰：不足计也，汗来矣。但战时曾进粥否？曰：实未也。予笑曰：吾语汝战时须与粥，正所以助胃气，使汗来速而不至困乏耳。今亦不妨，子第归，此时当得汗矣。诸子皆为予疑。促予往视，至则汗解而鼾鼾睡矣。归语数子，为发一笑。(《四明医案》)

【按】此案亦为劳倦后复伤饮食而误用寒凉之剂，令人称奇之处在预后精确，可见高鼓峰若非熟识此类病证，便是辨证精准，洞悉病机变化。

9. 浮肿案

沈启廷孙甫三岁，脾虚发肿，两足更甚，乳食不思，午后发热，头面赢瘦。俗医云：此病如用官料药，便成发黄鼓胀而死。但当服草头药，并以针挑其指，出黄水自愈。浙西人言出自医家药笼中者，谓之官料药；俗传单方一二味，谓之草头药。妇女酷信此说，不读书者从而和之，往往以此误事，决不为戒。启廷力排此说，延予调治。予曰：此脾虚也，非参、术不能收功。病已发黄鼓胀将死矣，草头药何以治之？且官料药，皆草根树皮也，何出自医家，便为官料？启廷信而服之，渐有回色。未几又发泻，又头上生毒，烂至见骨，又出瘄，皆极重，病缠绵不休。予一味补正，他病见则随证稍加减之，如是者自夏迄冬尽。用参几斤余，才得脱体，次年始长肌肉。设惑于众论，能有救否？（《四明医案》）

【按】肿胀以下肢为甚者，系脾虚下陷所致；乳食不思，更属阳明胃土受病。故治当补中益气，是为正治。后又叠见诸证，重症蜂起，冬夏迁延，皆随证加减，总以补正而获愈，而不为庸俗所迷，可谓始终如一。至于官料草头之说，直截爽快，尤足破迷正讹。

10. 吐酸案

杭人沈孟嘉妻，患吞酸膈痛屡年矣，肌肉枯削，几于绝粒。予诊之，六脉细数。此肝木乘脾土也。先投六君子汤加炮姜。十余剂觉吞酸减半。继用补中益气汤加半夏、炮姜。十余剂而吞酸尽去，膈痛亦除矣。次用归脾汤倍加木香、炮姜，吞八味丸而愈。（《四明医案》）

【按】酸为木气，故凡吞酸，悉属肝木，一般均以逍遥、左金，疏肝滋肾等为治。高氏从六脉细数中，看出肝木乘脾，而用六君、补中益气等剂以培脾土，并加炮姜之辛，以制肝木之酸。复用归脾、八味，补火生土，以善其后。投药层次分明，故收效爽快。

11. 真寒假热案

毗陵董缙风，寓湖上，一仆患热证，遍体壮热，烦躁作渴，医作伤寒治。予曰：发散寒凉，逼成外热，内转虚寒甚矣。急用补中益气汤加炮姜，一服而汗解热除，再服而饮食进，三服而安。（《四明医案》）

高鼓峰

【按】内真寒而外假热，最易辨却最难辨。本案属外感未经发散，而反遍身壮热，是内伤而属虚寒，为阴盛于内逼阳于外，故以补中益气汤"甘温除大热"也，深得东垣之意。

六、代表性方剂

1.九味地黄丸

熟地　山药　萸肉　丹皮　川芎　当归　赤茯苓　川楝子　使君子

上丸，空心温酒下。（《四明心法》）

【按】本方是在六味地黄丸的基础上发展而来，具有滋阴补肾的功效，临床常用于腰膝酸软、头晕目眩、耳鸣耳聋、盗汗、遗精、消渴、骨蒸潮热、手足心热、舌燥咽痛、牙齿动摇、足跟作痛，以及小儿囟门不合、舌红少苔、脉沉细数等。现代临床应用于高血压、心脏病、肝病、糖尿病以及肾病等慢性病。

2. 疏肝益肾汤

凡胃脘痛大便燥结者，肝血虚也，此方主之。逍遥散所不能愈者，此方妙。

柴胡　白芍　熟地　山药　萸肉　丹皮　茯苓　泽泻（《四明心法》）

【按】上方加归身、枣仁、山栀即为滋水清肝饮。本方功能疏肝滋肾，主治肝血虚所致的胃脘痛，大便燥结。现代临床运用广泛，特别是用于治疗妇科疾病，取得较好的疗效。张妍燕在《中医药临床杂志》2007年第3期报道，运用加味疏肝益肾汤配合刺五加注射液治疗妇女围绝经期抑郁症43例，其有效率为84.1%，与西药（多虑平、谷维素）组40例的有效率59.5%进行比较，差异有显著性意义（$P < 0.05$）。张华军等在《中国实验方剂学杂志》2015年第5期报道，观察疏肝益肾汤联合枸橼酸氯米芬治疗无排卵性不孕症的临床疗效及对性激素的影响，结果显示可温肾助阳，疏肝调经，能提高无排卵性不孕症患者的妊娠率。艾萍等在《中西医结合研究》2022年第3期报道，观察固泉贴

联合疏肝益肾汤治疗肾虚型女性尿道综合征的临床疗效，结果显示疗效优于单用中药，能明显改善患者临床症状及生活质量。

3. 滋水清肝饮

熟地　当归身　白芍　枣仁　山萸肉　茯苓　山药　柴胡　山栀
丹皮　泽泻（《四明心法》）

【按】本方功能滋阴养血，清热疏肝。主治阴虚肝郁，症见胸胁胀痛，耳聋耳鸣，腰膝酸软，口干口苦，大便干结，头目眩晕，骨蒸盗汗，视物模糊，遗精梦泄，舌红苔少，脉弦细。现代临床运用广泛，如糖尿病、慢性乙型肝炎、痤疮、不育症、乳腺增生、儿童性早熟、原发性高血压等证属阴虚血热的病证，疗效显著。颜艳芳在《浙江中医杂志》2013 年第 12 期报道，以滋水清肝饮随证加减治疗女性围绝经期综合征 62 例，疗效显著。沙倩萍等在《中国药业》2014 年第 18 期报道，以滋水清肝饮联合西药（盐酸度洛西汀）治疗抑郁症。李晓在《河北中医》2009 年第 12 期报道，以滋水清肝饮加味治疗黄褐斑等。

4. 益阴肾气丸

熟地（自制杵膏）　山药　萸肉　丹皮　茯苓　泽泻　五味　当归
生地（酒拌杵膏）

上为末，入二膏加炼蜜丸桐子大，朱砂为衣，每服五十丸，空心淡盐汤下。（《四明心法》）

【按】本方方名，《成方切用》作"抑阴地黄丸"。主治诸脏亏损，发热、晡热、潮热、盗汗，或寒热往来，五心烦热，或口干作渴，月经不调，或筋骨酸倦，饮食少思，或头目不清，痰气上壅，咳嗽晡甚，胸膈痞闷，或小便赤数，两足热痛，或脚足痿软，肢体作痛等证。本方为壮水之主以制阳光之剂。

高鼓峰

吕留良

一、生平简介

　　吕留良（1629—1683），浙江石门县（今桐乡市）人，字用晦，号晚村，又字庄生，又名光轮，亦称东庄，是清初浙江著名的学者和医家。吕留良祖籍河南，南宋时其祖随众南迁，其祖上多人做官，其父元学，号澹津，万历庚子（1600）举人，官繁昌县令。元学娶妻郭氏生四子，晚年又娶侧室杨氏生留良。吕留良自幼聪慧颖悟，8岁便能赋诗，13岁便以诗文加入孙子度所建书社，深得众人赞赏。顺治十年（1653）应试成为诸生。此后，吕留良与浙东余姚著名学者黄宗羲、黄宗炎兄弟结识。顺治十七年（1660），因吕留良生病，经黄宗炎介绍结识高鼓峰。其病经高鼓峰治疗，取得了很好的效果，"补中益气数剂，神情如旧"。吕留良对高鼓峰的医术十分佩服，并进而向高鼓峰学习医学。"医废终年学，书堆满屋贫。生惭皇甫谧，犹得读经句""每至技穷，未有不思，使鼓峰在，当别有解治也"。这些诗句记录了吕留良与高鼓峰相互探讨医理的情形。因二人志趣相投，又同好医术，渐成莫逆之交。两者继承赵献可"温补学说"，并将其参以己见，运用于临床，获得了广泛影响。因清廷统治日趋稳定，吕留良决意弃诸生，归隐故里南村，提囊行医，躬耕陇亩，并开刻局，以"天盖楼"为名刻选时文，著述授徒。同时吕留良依据当时有利条件，对《医贯》进行评注，并和高鼓峰一起对赵献可的医学理论予以积极推广与传播。康熙十九年（1680），郡守将其作为隐逸向朝廷推荐，吕留良就削发为僧。于康熙二十二年（1683）8月，吕留良去世，时年 54 岁。

二、医著选介

1.《吕留良批评医贯》

吕留良十分推崇明末医家赵献可和他的医学著作《医贯》，曾多次校勘、刻印《医贯》一书，并著有《吕留良批评医贯》（简称《吕评医贯》）一书，对赵氏《医贯》各版本差异进行校对，并对全文进行评注，其观点有褒有贬，分析有理有据，方便了后人对《医贯》的认识与理解，扩大了《医贯》的流传，对研究《医贯》具有重要意义。需要指出的是，吕留良的评注对赵献可医学理论的偏颇之处进行了纠正，其评论多以自身临床经验为基础，评注鞭辟入里，且切于实用，具有很高的学术价值。

2.《东庄医案》

《东庄医案》为吕留良临床笔记，共收录吕氏 30 条治验。其中议论证治，辨析脉义，颇多独到之处。因常与高鼓峰相论证，故其理法方药偏于温补。杨乘六将《四明心法》《四明医案》《东庄医案》《西塘感症》汇编成《医宗己任编》，并加以评点。诚如杨鹿鸣跋曰：“四明、东庄两家，其活人之奇验，传闻于人口者不可殚述。是编所集计共五十八案，则尤择其名言创论，阐发轩岐理奥，奇功异绩，开拓后学心胸，无一不足以为天下后世法者也。识者逐案研究，则其间诊法之神，验证之精，处方之当，应自得之。”

三、学术观点与诊治经验

（一）学术观点和特色

1. 评注《医贯》，发扬温补学说

《医贯》为明代温补名家赵献可最具代表性的著作，赵献可以“命

吕留良

· 121 ·

门学说"为基础，结合其临床经验，参以病证说理，对后世医学产生了重大影响。吕留良对《医贯》的重视很大程度上受高鼓峰的影响。高鼓峰师承于赵献可，如黄宗羲《高旦中墓志铭》谓高鼓峰"从赵养葵得其指要，每谈医药，非肆人之为方书者比"。而吕留良的医术又部分传承于高鼓峰，两者常相互探讨医学理论，所以吕留良能够更深入地理解赵献可的医学思想。并且吕氏还博览医学书籍，师法诸家之学，如其评注《医贯·伤寒论》云："当看《伤寒论》原本及娄全善《纲目》，近日喻嘉言《尚论篇》亦有发明。此篇与张景岳之论皆本薛新甫，并宜参究，不可求简捷，守一说以误世。"从中可一窥吕留良学医治学博学通读之法。

吕留良藏书丰富，收藏有各个版本的《医贯》，这为他评注《医贯》比较版本差异时提供了有利条件。如《形景图说》云："世谓父精母血，非也。男女俱以火为先，男女俱有精。但男子阳中有阴，以火为主。女子阴中有阳，以精为主。"吕留良注曰："此四句理未的，故赵氏有改定，二本亦自知其失也。一本改云：一点火炁相合则为性灵，其阴精之所合则成躯壳。一本改云：男子火气与女子火气相合即为命门，男子精气与女子精气相合即为躯壳。后本较胜。"可见吕留良对几个《医贯》的版本进行了比较，并对其中的优劣进行了品评。又如《五行论》云："金中之水，矿中之水银是也。……此水中之五行也。"吕留良注曰："水中五行，本有其理，而此多支离欠的。"对其中理论内容进行辩驳，可谓直言不讳。

吕留良还对《医贯》的错误之处进行了批判和纠正，对其中的可取之处进行了赞扬。值得一提的是，其评论往往结合了自身的阅历经验，既体现了吕留良深厚的医学和儒学功底，又体现了吕留良丰富的临床经验，其中的不少评注具有很高的学术价值。而且伴随《吕评医贯》的刻印与传播，使以赵献可为主，包括吕留良、高鼓峰等人医学思想在内的温补学说得到了广泛传播。《续修四库全书总目提要》说："《医贯》六卷，吕留良评本。……而石门吕留良与鼓峰论医最契，亦重是书，为之评注，谓其要一归之命门，其治一归之八味益火，乃全书宗旨，推为立斋之功臣。又谓所言皆穷原反本之论，补偏救弊，功用甚大。"所以《医贯》能够在清代医学界产生广泛影响，很大的原因是得益于吕留良的评注。诚如徐大椿《医贯砭·序》云："若赵养葵《医贯》之盛行于世，则非赵氏之力所能为此也。晚村吕氏，负一时之盛名，当世信其学术，而并信其医。彼以为是，谁敢曰非。"

2. 熟读仲景，通晓各家经典

吕留良曾对张仲景《伤寒论》《金匮要略》用力颇深，他提出要通读仲景原本，此外还应参看娄全善的《医学纲目》、喻嘉言的《尚论篇》等书目，同时要通晓各家之说，不可偏执一法。他在《吕评医贯》论张仲景八味丸时指出："王安道此论亦未得立方之意，赵氏引之止欲证其温补肾火，毫不敢渗泻耳，于仲景本旨俱不免于颟顸。"并以辛甘发散为阳，酸苦涌泄为阴；清阳出上窍，浊阴走五脏，为制方原则。他认为八味丸主治在化元，其润下补下治下，茯苓、泽泻渗泻之功不可没。茯苓淡泄，可降阴中之阳；泽泻咸泄，可降阴中之阴。肾阴失守，炀燎于上，非借此降泄之势，不能收摄宁静，使之复归于宅。其妙用恰与"补中益气汤运用柴胡以升阳中之阴，用升麻以升阳中之阳"异曲同工。此外，吕留良还通晓各家学说，对诸家理论多有研究。如他认为李东垣补中益气法有兼顾阴阳气血之加减，其论云："加辛甘微温，阳生则阴长。或曰甘温何能生血？曰：仲景之法，血虚以人参补之，阳旺则能生阴血，更以当归和之。少加黄柏以救肾水，能泻阴中之伏火也。烦犹不止，少加生地黄以补肾水，水旺而心火自降。"认为赵献可治疗专主肾水以制火，所以改用地黄丸，两者应用证治不同，所以不可盲目混用。又如他阐述郁病的治疗，认为运用加味逍遥散、六味丸治郁，虽然为薛己所创，但其治疗之法，"实得之丹溪。越鞠之芎䓖，即逍遥之归、芍也；越鞠之苍术，即逍遥之白术也；越鞠之神曲，即逍遥之陈皮也；越鞠之香附，即逍遥之柴胡也；越鞠之栀子，即逍遥之加味也。但越鞠峻而逍遥则和矣，越鞠燥而逍遥则润矣。此则青出于蓝，后来居上，亦从古作述之。"

吕留良

（二）诊治经验

1. 勤于临床，医疗经验丰富

吕留良与高鼓峰结交后，常相互探讨医理，钻研医案，耳濡目染而入岐黄之门。《吕留良年谱》（中华书局 2003 年版）记载："庚子过东庄，意气神合，一揖间即订平生之交，相与讲论道义，留连诗酒，因举其奥以授东庄。东庄天资敏妙，学有源本……不数月间，内外贯彻，时出其技以治人，亦无不旦夕奏效。"说明吕氏提囊行医后疗效显著，医名斐然。吕留良的医疗技术曾得到众多亲友的肯定，如亦师亦友的名儒张履祥曾高度赞扬："医道至用兄，可谓耳目所及无能过之矣。"又如陈祖法在《祭吕晚村先生文》云："予妇濒危，予冢妇亦濒危，君疗治之。午夜往邀君，犹见君秉烛简方书。按脉后，凝坐沉思。起行，自室以及堂，以及庭，自庭以返堂及室。心力殚矣，而病卒底于安。"吕留良深思苦读，勤于临床之貌可见一斑。吕留良丰富的临床经验在其评注《医贯》中亦多有体现。如评《医贯·消渴论》时说："予用附子理中加麦冬、五味亦效。"评《医贯·痰论》云："有火之痰用六味丸善后则可，以治其初，未必尽应。"评《医贯·疟论》云："久疟用补中益气不效者，八味丸有神应，予每得其力。"此外，吕留良的《东庄医案》收录了他行医的治验笔记 30 条，亦可证其精于临床，善于脉证合参。如其诊治业师徐五宜痢疾一案，滞下脓血，昼夜百余次，且里急后重。吕留良诊其脉洪弦而数，先用生熟地黄各一两，归、芍、丹皮、黄连各三钱，甘草五分。一日证减，继用病去大半。后加人参、白术、山药、茯苓等药，饮食大进。病患自按脉发现弦虽减，而至数复有止状。吕留良诊后认为是"毒尚未尽者，亦随壮气而旺，故复有止状也"。原方中仍加生地、黄连而安。

2. 解析方药，探究机理本源

吕留良对方药应用十分讲究，他认为："归脾汤乃宋严用和所创，以治二阳之病发心脾者也。原方止人参、白术、黄芪、茯神、甘草、木香、圆眼肉、枣仁、姜、枣。薛新甫加远志、当归于本方，以治血虚；

又加丹皮、栀子为加味，以治血热，而阳生阴长之理乃备。随手变化，通于各证，无不神应。曰归脾者，从肝补心，从心补脾，率所生所藏，而从所统，所谓隔二之治。盖是血药，非气药也。后人见薛氏得力，亦漫浪效用之，而不解其说，妄为加减，尽失其义。即有稍知者，亦止谓治血从脾，笼统燥健之说，杂入温中劫阴之药，而严、薛二家之旨益晦。四明高鼓峰，熟于赵氏之论，而独悟其微。谓木香一味，本以嘘血归经，然以其香燥，反动肝火而干津液，故其用每去木香而加芍药，以追已散之真阴。且肺受火刑，白术燥烈，恐助咳嗽，得芍药以为佐，则太阴为养荣之用。又配合黄芪建中，龙性乃驯。惟脾虚泄泻者，方留木香以醒脾。脾虚挟寒者，方加桂、附以通真阴之阳。而外此皆出入于心肝脾三经，甘平清润之药，济生之法，始无遗义。古人复起，不易其说矣。"除对归脾汤探溯求源外，还对归脾汤的加减深有体会："如肺肾受伤，再加麦冬、五味；肝肾受伤，则芍药更为有益。如从怫郁而起，则加柴胡、丹皮、山栀。如非二阳之病至怔忡，则去木香，加枸杞、麦冬、五味之属。如梦遗，则加五味、熟地、白芍、牡蛎之属。如怔忡而实挟包络一种有余之火兼痰者，则加黄连、生地、贝母之类以清之。梦遗兼相火者，加黄柏、知母、麦冬以清之。惟脾虚久泻而不止者，方留木香以醒脾。脾虚而挟寒者，虽肉果、桂附等类，皆可加也。阳虚盗汗，脉四至以内，奄奄不起，惺惺不寐，此方亦是对证要药，亦可变为养荣加减。"详细阐发了严氏归脾汤的立论，认为薛氏、高氏的补充，使该方临床适应证得以进一步拓展。

四、原文选释

【原文】自许学士开补脾不如补肾之理，薛院使因之用八味、六味通治各病，赵氏又从薛氏发明其要一归之命门，其治一归之八味，益火二字乃全书之宗旨也。其提阐快当亲切处，有前此所未及者，真立斋之功臣矣。顾病机传变，辗转相因，治法逆从，浅深异用，赵氏所言皆穷

吕留良

原反本之论，拨乱救弊，功用甚大。然以之治败证则神效，而以治初病则多疏。盖缘主张太过，立言不能无偏，遂欲执其一说而尽废诸法，亦不可行也。学者识其指归，以明生化斡旋之机，又当详考古今立法相因异用之故，斯为十全。若徒喜其直截简易以为高，则卤莽灭裂，天枉无穷，亦非赵氏所以济世之心也。（《吕评医贯》）

【阐释】吕留良对薛己和赵献可温补思想的归纳总结简洁精确，除精练其学术要点、辨治通法外，还对其不足之处进行纠正。他所谓"欲执其一说而尽废诸法，亦不可行也"，是为允正。

【原文】按《内经》此篇本为黄帝问十二脏相使，贵贱何如，而岐伯答之如此。谓十二官各有所司，而惟心最贵。心得其职，则十二官皆得其宜。犹孟子谓耳目之官不思，而蔽于物；心之官则思，思则得之。盖心与百体分言之，则各有所官；统言之，则心为百体之主，即此义也，故曰君主之官。曰主明，文义自见。若谓别有一主，则心已不可称君主，岂主复有主乎？又谓下文当云十一官，不当云十二官，此拘牵句字而不求其义也。即以经文例之，《六节藏象论》云：凡十一脏取决于胆。五脏六腑，胆已在内，则宜云十脏，而云十一脏，又将别有一胆耶？《灵枢·邪客》篇曰：心者，五脏六腑之大主，精神之所舍。如赵氏言亦止应云四脏六腑之大主矣。又岂心非其心耶？夫曰君主曰大主，经中明以心为重。惟心主，故可曰明。不明可曰以养生？以为天下正？为神明出焉？故也如以命门为主，文义皆不通矣。言岂一端，各有所当。《内经》止就十二官中分别贵贱相使，而言初无别有一主之意。赵氏欲主张命门为一身之要，未尝无说，而必穿凿经文以附会之，却不可为训。至杂援儒异以强合自文，更失之矣。凡论学论医，皆不可如此。（《吕评医贯》）

【阐释】吕留良引用《内经》理论，对赵献可"命门为十二经之主"的思想提出异议，认为赵献可将命门作为一身之要则可，而作为十二经之主，则未免穿凿附会。此文可显示吕留良虽赞同赵献可的温补学说，但治学严谨，绝不盲从。

【原文】阴证者，寒邪直入三阴之经。以三阳主气衰，无热拒寒故也。三阴各有分证，今人都以房劳后得病，不分阴阳脉证，辄命曰阴证，致令病家讳言。恶闻此二字，亦可笑矣。房劳得病，乃挟虚感，有阴有阳，非必为阴也。(《吕评医贯》)

【阐释】该义从阴证的病因病机探讨，来说明房劳得病并非只有阴证，而可分阴证和阳证，其阴证即为寒邪直入三阴之证，其阳证当为三阳气衰，而阴寒内盛之证。

【原文】以加味逍遥散、六味丸治郁，自薛长洲始也。然长洲之法，实得之丹溪。越鞠之芎蒡，即逍遥之归、芍也；越鞠之苍术，即逍遥之白术也；越鞠之神曲，即逍遥之陈皮也；越鞠之香附，即逍遥之柴胡也；越鞠之栀子，即逍遥之加味也。但越鞠峻而逍遥则和矣，越鞠燥而逍遥则润矣。此则青出于蓝，后来居上，亦从古作述之。大凡如东垣之补中益气，比枳术万全无弊矣。然岂可谓枳术之谬而禁不用哉？(《吕评医贯》)

【阐释】吕留良通过对郁证治疗方药进行比较，认为薛己治疗郁证用加味逍遥散、六味丸，其义来源于丹溪。以越鞠丸与逍遥散比较。越鞠丸具有理气解郁、宽中除满的功效，用于胸脘痞闷，腹中胀满，饮食积滞，嗳气吞酸。逍遥丸具有疏肝健脾、养血调经的功效，用于肝气不舒引起的月经不调，胸胁胀痛，头晕目眩，食欲减退。此外，李东垣之补中益气汤也要比张元素的枳术丸更为完善。

五、医案选按

1. 半产胎衣不下案

姚江姻友陈紫绮内人，半产，胎衣不下。连服行血催衣之药四剂，点血不行，胸痛瞀乱。予往视曰：此脾失职也。先与黄芪一两，当归一两。下咽而瞀乱顿减。时有以《准绳》女科中恶阻血不下及胞衣不下方书一本进者，上注某方经验，某方试效。紫绮以示予曰：中有可用否。

吕留良

曰：一无可取。遂用大剂人参、白术、芍药、黄芪、当归、茯苓、甘草等药。一服而恶露渐至，皆惊叹曰：古方数十，一无可用，而独以是奏功。《准绳》一书，真可废也。予曰：恶，是何言？王损庵，医之海岱也，顾读书者自不察耳。若唯以恶阻及胞衣不下条中，求合吾方，宜其谬也。试以血崩及血下不止条中求之，吾方可见矣。盖此病本气血大亏而至半产，脾失统血之职，水湮土崩，冲决将至，故生瞀乱。不为之修筑，而反加穿凿，是虚虚也。吾正忧血下之不止，而彼且忧血之不下，其不合也，又何怪焉？曰：今从子法，可遂得免乎？曰：不能也。穿凿过当，所决之水，已离故道，狂烂壅积，势无所归，故必崩。急服吾药，第可固其堤岸，使不致荡没耳。至第三日，诊尺内动甚。予曰：今夜子以前必崩矣。去予家尚远，因留方戒之曰：血至即服。至黄昏果发，如予言，得无恙。方即补中益气汤加参、芪各二两也，次。（《东庄医案》）

【按】吕氏认为，半产总属气血两亏所致，可知半产后之胎衣不下，亦是脾胃中土虚弱，不能推送之故。故"行血催衣等剂，亟当禁忌"。此案初用大补气血一剂取效而得病家信任，继而依病情结合脉证，准确预测患者病情而使众人信服，以调补脾肾之药而愈。

2. 痢疾案

业师徐先生号五宜，壬寅秋，患滞下脓血，昼夜百余次，里急后重，医诊之曰：脉已歇至矣，急用厚朴、青皮、槟榔、枳壳、木香等，或可挽回。业师与鼓峰最契，习闻理解，颇疑之，不肯服。时鼓峰归四明，予往候，曰：尔试为我诊之。脉洪弦而数，或一二至，或三四至，或五六至辄一止。予曰：毒及少阴矣，当急顾其阳明。方用生熟地黄各一两，归、芍、丹皮、黄连各三钱，甘草五分。群医议予方云：痢疾一症，虽古名医所用药，不过数味耳，今尽反常法，恐无当于病，服之必饱闷增剧矣。次日往候，次数尚频，而急重已除，诊其脉，洪数亦减，至数相续，是日复用前方，病去大半。又次日，去生地、黄连，加人参、白术、山药、茯苓等药，饮食大进。午后师自按脉，曰：尔前谓吾脉尚弦，此刻渐减矣。诊之果然，而至数复有止状。或骇曰：病退而脉复变，得无恙乎？予曰：无妨也。歇至者，即古代结促之俗名也。若冲气中绝，脏脉自见者危，今吾师歇至，本以毒盛拥遏坠道，阴精不承，故一二至，或三四至，或五六至而止也。经曰：数动一代者，病在阳之脉也，泄及便脓血。今予去阴药过甚，进阳药太骤，中脏得和，则木土和而胃气安，故饮食进。而毒尚未尽者，亦随壮气而旺，故复有止状也。于方中仍加生地、黄连即平矣，如言而安。（《东庄医案》）

【按】痢疾是以大便次数增多、腹痛、里急后重、痢下赤白黏冻为主证，一般均以清热燥湿，调气行血为治。是案脉已结代，脏气虚衰，阴血耗伤，故治先以养阴泄热调气，后用益气健脾收功。案中议论证治与辨脉义清晰，足补前人之所未及。

3. 虚劳案

侄倩（女婿）钟静远，暑伤元气，便血，胸膈满闷，数至圊而不能便。医用半夏、厚朴、苍术、枳实、山楂、青皮、槟榔、延胡索、杏仁、花粉诸破气祛痰药，便益难，胸益闷，迁延半月许。予往视，舌起黑苔，发热，胸膈痛甚，脉浮数。曰：此药伤真阴，火无所畏，故焦燥也。且问医治法云何？曰：三次下之矣，邪甚不能解，今当再下之耳。予曰：脉数奈何？则唯唯无所应。予乃重用生熟地黄，以丹皮、归、芍佐之。饮药未半瓯，即寒栗发战，通体振掉，自胸以上汗如雨。举家惊疑，迎医视之，则不知其为战也，妄骇谓：吾固知补药不可服，今果然。急浓煎陈皮汤及生莱菔捣汁饮之，云唯此可解地黄毒也。继进凉膈散，倍硝与大黄，下清秽数升。复禁绝饮食，粒米不许入口。舌转黑，胸转闷，群医又杂进滚痰丸、大小陷胸汤等剂，剧甚垂危。复邀予诊之，脉数极而无伦，痰壅胁痛，气血不属，证已败矣。非重剂参、术，不能救也。先以新谷煮浓粥与之，胸膈得宽，乃稍稍信予。试进参、术等味，得汗，下黑矢，神气顿安，而痰嗽不止，所咯皆鲜血，向有痔疾，亦大发，痛不可忍，脾下泄。其家复疑参、术助火，予曰：此参、术之力不及，不能助火生土耳。遂投人参二两，附子六钱，炮姜、吴茱萸、肉桂、补骨脂、芪、术、归、芍，药称足，一服而咯血即止，痔痛若失。但恐悸不能寐，吸气自鼻入口，觉冷如冰雪，虽热饮百沸，下咽

吕留良

即寒痛欲利。乃制一当茶饮子，用人参二两、熟地黄二两、炮姜三钱、制附子六钱，浓煎频饮，入口便得卧。每日兼用参附养荣汤，元气渐复。时鼓峰至邑，同邀过看。鼓峰问静远曰：曾举几子矣。静远骇曰：吾病岂终不起耶？何遽问此？鼓峰曰：非也。脏腑多用硝、黄攻过，尽变虚寒。生生之源，为药所伤。今病虽愈，不服温补，恐艰于生育耳。故予每与用晦言，医当医人，不当医病也。静远乃震悟曰：非二公，几杀我！（《东庄医案》）

【按】此案病情颇多转折，患者因过用破气祛痰耗伤真阴，本予生熟地黄等滋阴培元，而正气回复而得战汗，却经庸医误下而成危证。予重剂参、术、附等温补以救急，再以参附养荣汤复元。此案不但反映了吕留良、高鼓峰的温补特色思想，更是体现中医未病先防、既病防变的思想，就现今医疗而言，此案亦有颇多可师法之处。

4. 虫病案

未几又有适蔡氏妹，病感证，遣力迎予，时以事滞武林，不得往。来促数次，及予至，则病亟矣。方虎道病状，谓此病甚怪，攻之不可，补之不可，调和之又不可，真反复无计。予曰：攻法吾可臆度得之，请问其补法调法。方虎曰：始用疏表及降火清痰之剂，半月愈甚，胸则胀痛，用温胆汤及花粉、瓜蒌等，此调剂也。服之呕逆，痰气反急。昨用理中加肉桂、延胡索、陈皮、枳壳、香附、半夏等，此补剂也。服之痛结不可忍，至今号呼不绝，医谓调补不应，治法穷矣。予笑曰：所谓补与调和者是耶，无论理中汤外，加入破气伤胃之药，反益其痛，即理中汤中甘草一味。若蚘发作痛，即非所宜，不记仲景安蚘散去甘草加椒、梅乎？方虎曰：向多蚘结证，今补不止，无疑矣，然则如何？余曰：吾仍用理中汤，去甘草，加白芍药三钱，木香五分。进之痛减半，按其脉细数甚，口渴，欲饮水，不能咽，进汤呷吐，手足时冷时热，面颧娇红不定，体如燔炙。余曰：此邪火内沸，怒木乘上，五阳火随之上燔，下烁真阴，龙雷飞越，以药驱之，阳格于外，伏阴冱结而致。遂将大八味丸作饮与之。曰：得汗病已。黄昏初服药少顷，方虎出曰：服药讫，即少睡。看面上娇红，立退为白，顷乃索被盖。予曰：俟之至矣。及三鼓，有老妪叩门曰：此刻热急气促，烦乱不可言，请再进视之。予曰：无庸，吾欲卧，无扰我。至黎明起，诊之脉紧数，至八九至。予曰：汗已泊矣，而虚不能发也。急煎人参一两，黄芪、白术、当归、白芍、五味子、甘草为佐，饮之，汗大至，沾席。余曰：未也。次日再服，汗又大至，通身如雨，诸症顿愈。方虎曰：前之甘草不宜服，今两剂俱重用甘草，何也？曰：初胃中气血攻竭，空虚寒凝，故蛔发而痛，得甘则蛔愈昂上，故不可。今得濡润之药，胃气冲和，蛔头下伏，虽浓煎甘草汁数杯饮之，何害哉？法不可执，类如是也。方虎叹以为精言。(《东庄医案》)

【按】治疗虫证，仲景用乌梅丸，而安蛔散出自《张氏医通》，方由乌梅肉、黄连、蜀椒、藿香、槟榔、胡粉、白矾组成，具有清热安蛔之功效，主治吐蛔热证，色赤成团而活者。吕氏认为安蛔散是仲景方，显系错误。本案虫证误用攻下之法，故痛愈剧。《成方便读》指出："夫腹痛一证，固有寒热虚实之不同，其为虫积者尤多，以其饮食不节，生冷过度，脾胃阳气薄弱，不能运化精微，蕴酿而成虫积矣。自有病证可征，急用理中，温理中脏，复其健运之职，而杜其生虫之源。"吕氏用理中汤去甘草，加白芍、木香，即后世所谓"理中安蛔丸"，功能温扶脾土而去虫，临床可用于治胆道蛔虫，肠寄生虫性腹痛，充分体现了其温补学术特色之一斑。

5. 胃脘痛案

吴维师内患胃脘痛，叫号几绝，体中忽热忽止，觉有气逆左胁上，呕吐酸水，饮食俱出。或疑停滞，或疑感邪，或疑寒凝，或疑痰积。予脉之弦数，重按则濡，盖火郁肝血燥耳。与以当归、芍药、地黄、柴胡、枣仁、山药、山萸肉、丹皮、山栀、茯苓、泽泻，顿安。唯胃口犹觉劣劣，用加味归脾汤及滋肝补肾丸而愈。(《东庄医案》)

【按】案中既云觉有气逆左胁上，呕吐酸水，说明是肝血燥痛，故用疏肝益肾汤为治，后用加味归脾汤及滋肝补肾丸收功。传承鼓峰之学，当首推吕氏。

吕留良

6. 热入冲任案

吾友徐方虎，以妹病召予，病已浹旬矣。切其脉，弦而数，唇焦黑生皮，如蝙蝠翅，剪去复生，齿枯，舌黑如炭，中起刺，状如焦荔枝壳，体热，痰急。予曰：此小柴胡证也。何遽至此，岂服苦寒攻伐之药耶？方虎述病状曰：初病寒热起，月事适至，医用发散未效，继用大柴胡下之，利行而病不解，舌始燥，始痰起填膈，又用陷胸加化痰药，又不效，热益甚，乃用三黄合犀角地黄汤服之，舌始黑，唇始生皮，烦愁不得卧，今当如何？予曰：少阳之邪，不得上达，热抑在下，病及冲任，以苦寒逼之，火急水烁，逆乘于上，肾肝竭矣。乃投熟地、生地各一两，当归、芍药、丹皮、茯苓、山药、麦冬、山萸肉、甘草佐之，顿安，而唇舌证未退。予曰：无虑，得汗而便即解矣。曰：前已下而益甚，今何言便解也？予笑曰：正唯此处，须读书耳。遂大进参、芪、归、术而汗至，下黑矢甚夥，诸证悉退。唯痰尚多，舌苔尚有未尽，每至夜则烦愁不了了。予曰：此冲任病未解也。仍用初方加芍药及桃仁泥各三钱，一剂而起。（《东庄医案》）

【按】初病寒热起，邪在少阳，显属小柴胡证。此时若以小柴胡汤养汗以开玄府，使少阳之邪得以上达，何至邪热下陷？《四明心法》左归饮条下云："伤寒舌黑唇焦，大渴引饮，此必服攻伐寒凉之药过多也，此方主之。"吕氏即按高氏之说而投左归饮以安，足证高、吕两家，固自心心相印。

7. 咳嗽吐血案

亡友孙子度侄女，适张氏，病半产，咳嗽吐血，脉数而涩，色白，胃满，脾泄。医用理气降火止血药，益甚。予投理中汤加木香、当归，倍用参、术而血止。继用归脾汤及加减八味饮子，诸症渐愈。时鼓峰从湖上来，邀视之。鼓峰曰：大虚证得平至此，非参、术之力不能。今尚有微嗽，夜热时作，急宜温补以防将来，因定朝进加减八味丸，晡进加减归脾汤，未几遇粗工语之，诧曰：血病从火发，岂可用热药？遂更进清肺凉血之剂，病者觉胃脘愈烦愁，饮食不进，而迫于外论，强服之。逾月病大发，血至如涌，或紫，或黑，或鲜红，病者怨恨，复来招予往视之。曰：败矣。脏腑为寒凉所逼，荣卫既伤水火俱竭，脉有出而无入，病有进而无退，事不可为也。未几果殁。《仁斋直指》云：荣气虚散，血乃错行，所谓阳虚阴必走也。曹氏《必用方》云：若服生地黄、藕汁、竹茹等药，去生便远，故古人误解滋阴二字，便能杀人，况粗工并不识此，随手撮药，漫以清火为辞，不知此何火也，而可清乎？所用药味，视之若甚平稳，讵知其入人肠胃，利如斧锯，如此可畏哉！夫血脱益气，犹是粗浅之理，此尚不知，而欲明夫气从何生，血从何化，不亦难乎？操刀必割，百无一生，有仁人之心者，愿于此姑少留意也欤！（《东庄医案》）

【按】咳嗽吐血应根据不同的证候进行辨证论治。本案系脾虚不摄所致，其血色当为暗红，不如实证之鲜红，故以健脾理气为治。前人就有"理中汤能止伤胃吐血者，以其功用最理中脘，分利阴阳，安定血脉"之说。若误以实证而用清热凉血之剂，当致不救。

8. 癃闭案

吾友董两舟，夏月捣膏劳力致感头痛发热，服解表之药不效。其长君方白来问予，予曰：子不观东垣《脾胃论》乎？服补中益气加北五味、麦冬自愈矣。如予言服之，顿安。复起作劳，仍发热头痛，别用清解药增甚，予同叶御生往候之，四肢微冷，胸腹热甚，烦闷，腰坠下，少腹胀痛，不能小便，时旁观者，谓重感风邪所致，力主发散。予曰：虚邪内郁，正以劳倦伤中，真气不足，不能托之使尽出，又遇清凉，其火下逼膀胱，责及本脏，故然。安可攻也？请以滋肾饮子合生脉散与之，何如？御生论与予合。竟投之，得睡，醒热解，小便通矣。留方补之而别。翌日方白至云：内热时作，烦闷头痛，亦间发不尽去。予曰：余火未散，移热于上也。用软柴胡、人参、白术、黄连、丹皮、甘草、茯神等而愈。（《东庄医案》）

【按】癃闭一证，多系热逼膀胱所致，但亦有因中气亏虚而气化不行者。本案系劳倦伤中，真气不足，不能托之使尽出，故用补中益气汤加北五味、麦冬而愈。后复起作劳又发，误投清凉之剂，变生四肢微冷、胸腹热甚、烦闷、腰坠下、少腹胀痛等证，治当益气滋肾养肝。滋

吕留良

肾饮子亦无从考核,《古今医鉴》有滋肾饮,由川萆薢、麦冬、远志、黄柏、菟丝子、五味子组成,功能滋肾泄浊,主治白浊初起,可参。

9. 产后崩漏案

从子在公妇,半产,恶露稀少,胸腹胀甚,脉之濡数,当重用参、芪,不然必崩。因力艰未服,已而果崩溃不止,下血块如拳如碗大者无数,神气昏愦,两足厥冷至少腹,两手厥冷至肩,额鼻俱如冰,头上汗如油,旋拭旋出,按其脉,至骨不得见。予投大剂补中益气汤,加人参一两,未效。急用人参一两,附子一两,炮姜二钱,浓煎灌之。至暮渐减,予戒曰:俟其手足温即停药。至三鼓,手足尽温,崩亦止。家人忘予言,又煎前方进之。比晓,予往视,脉已出而无伦,痰忽上涌,点水不能饮,入口即呕吐,并独参汤不能下。予曰:此过剂所致也。即投生地黄五钱,熟地黄一两,当归、芍药、枸杞子各三钱,甘草一钱,浓煎与饮。病者意参饮尚吐,况药乎? 不肯服。予强之曰:试少饮,必不吐。进半瓯殊安,遂全与之,尽药而痰无半点,神气顿清矣。午后体发热,予曰:此血虚热恒理也。复用十全大补调理而痊。(《东庄医案》)

【按】产后崩漏,症见俱属虚寒之征,治当温阳补气,摄血止崩,非参、附不可。药虽对证,但如过剂,为害尤甚,切当记之。

10. 牙痛案

新安许开雍,病齿上龈从耳根痛起,便苦楚不可耐,医用平胃降火药,日增剧。予诊之关滞而尺衰。授方以熟地黄为君,杜仲、枸杞子、女贞子、甘草、黄柏、山药、山茱萸为臣佐。其尊人青臣举以问医曰:此方何如? 医云:大谬不可服。问其谬状,曰:齿病为阳明之火,与肾何干,而俱用补肾药耶? 青臣曰:果尔,则吾知此方之妙矣。乃更邀予往视之。余曰:病见于上,而治当从下起,此有步骤,不可责速效也。青臣曰:唯命。乃仍用前药数剂,继用人参、白术、茯神、甘草、白芍药、枣仁、远志肉、当归、黄芪、牡丹皮,数剂痛已减,而未去也。予诊其两尺已应,右关已上皆平和,惟左关尚郁塞。曰:今当为君立除之。遂用补中益气汤加龙胆草即愈。后小发,复加减前方愈。因嘱之曰:此虽小疾,而其根在下,当谨调摄,无使频复也。青臣以为奇,亦令予诊，脉得风木之气太过。法当即见痰症矣。微言之，未数日，夜间痰忽上涌，如中风状，遂复召予诊。脉洪弦而坚，予曰：此类中风根也。今发幸轻，且精力尚强实，培脾土则风木自能退，听可无害也。但杜征南所谓平吴之后，正烦圣虑耳。乃用六君子汤合玉屏风散与之，数帖而愈。予谓宜连服百余帖，及都气丸二三料，以绝其株荄。俗儒阻之曰：服参过多，补住痰涎，祸不旋踵，不可从也。因犹豫停止，然颇慎调摄，今幸无恙。(《东庄医案》)

【按】"齿为肾之余"，牙齿病变、松动、疼痛也是肾虚的表现之一。故方以左归丸滋肾补阴，继用归脾丸、补中益气汤健脾益气补血以收全功。

六、代表性方剂

东庄治验方（痫症）

组成：桃仁一两（去油，研如霜）　朱砂五钱　川连一两　礞石（稍煅，金色为度）钱半　芦荟五钱　沉香钱半　寒水石　生黄芩　大黄以上二两

用法：上用姜汁一茶杯，将大黄切片浸透，于炭火上焙干，再浸再焙，以收尽姜汁为度，各研成末，水法为丸，淡姜汤临卧时每服二钱。

该方与高鼓峰的"四明治验方"（当归、生地、丹皮、青黛、黄连、羚羊角、陈皮、半夏、南星）一样治疗癫痫，后学杨六乘曾说"予每用此（四明治验方）及后东庄方治痫，辄验，故附存之"。

吕留良

冯兆张

一、生平简介

冯兆张，字楚瞻，约生于清顺治四年（1647），卒年不详，浙江海盐人，为清初著名医家。冯兆张家境贫寒，7岁时丧父，与母相依为命，冯母对其要求甚严。他初为国学生，习举子业，欲为仕途之道，勤奋好学，年少时便已显露才华，后因体弱多病，13岁时遵母亲意愿而弃儒习医。冯兆张笃学精进，博览医书，博采众家医论，专研医道，四处求师访学十余载，后行医乡里，因疗效显著，"投入数剂，无不立愈者"，医术闻名两浙，深得患者信任。康熙年间（1662—1722），冯兆张多次入京。他频繁往返于家乡与京师，有明确记载的就有六次，这些记录同样反映了冯兆张勤于临床，医业渐精，著书立说的医学发展过程。首次为"癸亥入都，诊治部主政山西李老先生的足病"，时间为康熙二十二年（1683），可见冯兆张在当时已有医名。第二次是"甲子部试入都"，于康熙二十三年（1684）参加科考。同年在魏象枢的资助下，冯兆张回乡为母祝寿。冯母逝世后，冯兆张为安母愿，于康熙二十四年（1685）复至京师，此间冯兆张携所著之书请魏象枢作序。此后冯兆张在京年余，因葬亲心切，急于南归。恰有赵老先生患虚阳浮越证，被冯兆张治愈后，派人将其送返家乡。此后康熙二十八年（1689）再至京师时，冯兆张已经医名渐隆，"请谒者相望于路"。冯兆张第五次、第六次入京是为了刻印书籍。此时冯兆张已声名远播，并培养了众多门人。冯兆张尤精幼科，治小儿疾病，先以迅猛峻利之药，急去新邪，次以宽猛相济，养正祛邪兼之，末以宽缓，择善药养正，对儿科痘疹之诊治有丰富经验，重视小儿先天禀赋之厚薄，后天之虚实而辨证施治。他经三十余载之探索，于康熙三十三年（1694）著成《冯氏锦囊秘录》五十卷，该书充分反映了冯氏的学术思想。

二、医著选介

《冯氏锦囊秘录》是汇总"诸贤之论类分各门，并揣古哲未尽之旨并瘔瘝心得之微"而成。此书稿，冯兆张在康熙二十五年（1686）就已初步完成。此后经反复修改最终于康熙三十三年（1694）定稿刊刻。全书共 50 卷，包括《内经纂要》卷首上下 2 卷、杂症大小合参 20 卷、痘疹全集 15 卷、杂症痘疹药性主治合参 13 卷，内容涵盖内、外、妇、儿、五官等各科疾病。《续修四库全书提要》评论云："其论医宗旨主于培本，《杂症合参》首列论说，如水火立命、调护水火、尊生救本、诸病求源诸篇，大抵渊源出于薛己、赵献可等。又附《锦囊治疗方案》数十条，无论何病，泰半归于用六味、八味汤加减，即诸序文中所推许者，亦不外此义。"《冯氏锦囊秘录》自刊行以后被广泛传播，甚至曾因刊刻次数过多导致活字损坏而不得不重新修订。此后更是传入日本、越南等地，对越南医家黎有卓产生了深刻影响。黎有卓著作《海上医宗心领》是以《冯氏锦囊秘录》为纲，对《冯氏锦囊秘录》各章节有较多引用。黎氏因受冯兆张及温补学派思想影响，十分注重命门水火及真阴真阳的作用。由此可见，冯兆张《冯氏锦囊秘录》及其学术思想在一定程度上对越南传统医学的发展产生了积极影响。

三、学术观点与诊治经验

"温补学派"在针砭滥用寒凉攻下损伤脾胃肾阳时弊的同时，吸收了李东垣重视脾胃的思想，并补充丹溪学派的"阴常不足"为"阳非有余，阴亦不足"，重视阴阳水火、真阴真阳。冯兆张继承了"温补学派"

冯兆张

的思想理论，继承李东垣、薛己重视脾肾的思想，推崇赵献可重视命门水火、肾中阴阳的理论，兼收张景岳阴阳并补、重阳崇阴的观点。临证注重温补，擅长调护肾和命门"真阴真阳"，善于化裁古方，将钱乙六味地黄丸加减衍变为10方。擅长以先天禀赋之厚薄、后天之虚实辨证论治小儿痘疹。

（一）学术观点和特色

1. 重视命门水火

冯兆张受明代"温补学派"命门学说影响，推崇赵献可提出命门在于两肾之间，为真阴真阳之宅的理论，认为："上奉无穷者，惟此真阴真阳二气而已。二气充足，其人多寿；二气衰弱其人多夭。"冯氏注重命门水火，强调水火互济，如《冯氏锦囊秘录·诸病求源论》云："水为万物之源，土为万物之母。然无阳则阴无以生，故生人之本，火在水之先也。无阴则阳无以化，故生人之本，水济火之次也。"同时受赵献可重阳思想影响，更为重视阳气在生命活动中的作用。如在《调护水火论》云"天非此火，不能化生万物；人非此火，不能有生"，《水火立命论》云"造化以阳为生之根，人生以火为命之门"。冯氏认为命门真火通过三焦流通于五脏六腑，是脏腑功能的动力源泉，所以养生治病都十分重视命门水火、真阴真阳的调护。如《锦囊治疗方论》中说："要知诸病，不能出乎真阴真阳之外，而人之求生者，宁能外乎真阴真阳之中者乎！真阴真阳者，诸危病之要领，求生者之根本也。"

在治疗中，冯兆张继承李东垣、薛己重视脾肾的思想，以水为万物之源，土为万物之母。同时推崇赵献可重视命门真火的思想，在真阴真阳中更重视阳气，认为人体生命之本首先在火。如在小儿疾病的治疗中，虽然小儿为纯阳之体，但更应顾护肾中阳气，如滥用苦寒之品，则可导致正气损伤而变生诸症。同时也强调阴阳的互根互用的关系，提出无阳则阴无以生，无阴则阳无以化。如《调护水火论》云："阳甚虚者，补阳以生阴，使阴从阳长也；阴甚虚者，补阴以配阳，使阳从阴化。"认为阴虚真阴不足，不可纯用滋阴，否则会损伤脾胃阳气，影响后天生

温补学派

化之源。

冯氏认为温补学派调补命门水火、真阴真阳的方药"惟仲景八味而已""八味丸既补左尺肾水，兼补右肾相火"。而且冯氏在"八味"的基础上，总结诸多医家化裁八味丸的用法，对八味丸的加减运用进行了系统整理，转化为二妙地黄丸、育脾固肾地黄丸、双补地黄丸、清心滋肾地黄丸、阿胶地黄丸、滋金壮水地黄丸、加味七味丸、和肝滋阴地黄丸、滋阴八味丸及壮阳固本地黄丸等十方。

2. 善用温补培本

冯兆张继承温补学派思想，博采温补医家的治疗特色，临证时善用温补之法，强调在疾病的发生发展中以正气为本。如"表气虚者易得风病，里气虚者易得寒病，阴气虚者易得热病，脾胃虚者易于伤食，中气虚者易得劳伤"，治疗应"培元气以匡复之，使正气宣行以逐邪，邪消正复，邪不胜正而自化，化旧生新，客邪顿释于无事之中，正气复生于受伤之际，再加调养，不惟消弭新病，而旧患藉此搜除"。冯兆张特别重视调护正气，特别是其中的真阳之气，认为"百病发热，莫不由命火离宫；若火得安位，则百病俱已"。他临证常用温补之法，习用温阳代表药附子和补气代表药人参，他在《锦囊觉后篇》提出如果"六脉沉微，两尺无根"，是人体元气元阳即将耗尽之象，惟有用人参、白术、附子等温补之一可以挽救。而且认为古人救脱的方药中，惟有用人参一两、生附子半个，为具有大力救生功效之方。附子和人参两者相须为用，附子温通透达时，人参可顾护元气；人参补气时，附子可助其药力运行。但如真心痛时则不可加妄用人参、白术之品，以"诸痛不可补气"也。

治疗寒凝于里、气滞血瘀所导致的病证，特别是痈疽类疾病时，冯兆张常用温通散寒、调和气血的方法。冯氏认为此类病症属气血虚衰，阴寒凝聚。人体气血充足，则运行自然无碍，其气血虚衰之处，便是受邪之处，治予温通补虚之法，"真阳一得，阴寒自解，气血充和，自能逐毒"。如冯兆张治疗一老年"石疽"患者，症见"右颊肿硬，连及颐耳后，一片坚实，不热不疼"，各种治疗不效，而见"口内出脓，牙噤

冯
兆
张

不开，饮食少进，精神日衰，脉则洪大而空”，冯氏以肉桂粉末、葱头、食盐捣烂用猪脂膏和匀外敷，后以生脉饮送服八味丸内服，以温补培本取效。

（二）诊治经验

1. 长于儿科补益

冯氏尤擅儿科，重视正气作用，这一学术特点在《冯氏锦囊秘录》的《锦囊治疗方论》《全真一气汤方按》《冯氏诚求心法》三篇所载儿科病案的证治方药中可以得到印证。

（1）病案记载以正气不足者居多：《锦囊治疗方论》篇记载儿科病案 14 则，其中因气血阴阳虚损所致病证有 12 则，包括阴不敛阳痫证、脾肾气阴两虚疳证、脾肾阳虚水肿证、先天不足腿痛证、阴阳两虚痘疹 2 则、亡阳惊风证 2 则、真寒假热证、肾虚骨迟喘证、心肾阴虚淋证。《全真一气汤方案》篇记载儿科 5 则病案均由阴阳不足所致，包括壮热伤阴误为麻疹、阳虚不升麻疹不透、先天不足受惊致瘫、阴阳两虚咳嗽 2 则。《冯氏诚求心法》记载阳气虚痘不出 2 则、阴亏误攻痘没惊厥 2 则，均为阴阳虚损病证。

（2）处方用药均以补益为主：主方加味八味丸由金匮肾气丸、五味子、牛膝组成，全真一气汤由熟地、制麦冬、鸡腿白术、牛膝、五味子、制附子、人参组成，均系补益脾肾阴阳常用中药。

（3）强调药物有赖正气发挥作用：如脾肾气阴两虚疳证案，强调治小儿疳积不可一味消导化积，认为痞气的形成，根本原因在于气不健运，从而导致痰食气等留滞。所以古方消积药常兼用参、术等匡扶正气之药，正气健运则能“佐药力以化滞于无事之中”。并提出大黄、巴豆等通利泄下药，亦需依赖中气的健运得以取效。冯氏“消补兼施”的立法观点，与钱乙和陈复正“补中带运”之消积古方钱氏异功散和枳术丸的遣方原则，实可共奏“补运同行以健脾”之效。

（4）重视后天而不执“纯阳”之论：冯氏指出“孩子每多因后天致病”（《杂症大小合参·凡例》)，认为“脾胃壮实，则四体安康；脾胃虚弱，则百病蜂起。为幼科者，可不以调理脾胃为切要哉！"（《杂症大小合参·小儿受病总论》）然"今非太古，气禀即已浇漓，性成复难淳朴，男子不及二八，女子不及二七，便多情欲致疾者乎，焉可以纯阳例论执一为治"（《杂症大小合参·凡例》），强调脾胃不可误伤而须重视调理；但又不可拘泥于男子十六、女子十四未破身为"纯阳"而忽视先天肾之元阴元阳虚损。

2. 精专温补方药

冯兆张在行医数十年中精研温补理论，对"温补学派"的多种常用方药在临床上灵活运用，对温补方药的运用自成体系，其中对于全真一气汤和加味八味丸的运用更是出神入化。

（1）全真一气汤：由熟地黄、制麦冬、鸡腿白术、牛膝、五味子、制附子、人参组成。药性分析：地黄性重浊，重可坠下，浊可补阴，正取其重浊濡润下趋；与白术共剂，则燥者不能为燥，滞者不能为滞矣。白术得人参之力，多则宣通、少则壅滞，取其"塞因塞用"之理。附子随引异功，可阴可阳，可散可补；同补气药，可追失散之元阳；同养血药，可扶不足之真阴；引发散药，则逐在表之风邪；引温暖药，则祛在里之寒湿。附子理中，单为脾胃虚寒、中宫无阳而设。用此以使火降水土健运如常，精气一复，百邪外御，俾火生土、土生金，一气化源，全此一点真阴真阳，镇纳丹田，以为保生之计而已，即名之曰：全真一气汤。

药物炮制要点及特殊用法：熟地，如大便不实焙干用，如阴虚甚者加倍用。制麦门冬，去心，恐寒胃气，拌炒米炒黄色；肺虚脾弱者少减之。鸡腿白术，炒深黄色置地上一宿，出火气，不用土炒；如阴虚而脾不甚虚者，人乳拌透，晒干炒黄。水煎冲参汤服。人参，另煎冲入前药，随症任用，虚极者减量；如肺脉大，元气未虚者，仅用前药，不必冲参汤。

适应证及注意事项：冯氏以此方常治斑疹阴分焦灼、热极烦躁、上喘下泻、上实下虚、上热下寒之症，投服即愈。

附子不热论：附子用作阴药为君，惟有回阴制火之力，不存在辛

冯兆张

· 141 ·

热强阳之性。所以称药引者，是引其火之下归。古云附子无干姜不热之意，由此可见。

（2）加味八味丸：由八味地黄丸（金匮肾气丸）加五味子、牛膝组成。《冯氏锦囊秘录·锦囊治疗方论》中几乎所有病案和"全真一气汤方按"篇中部分病案都以它为主方加减治疗各种阴阳失调的病证，其应用方法富有特色。

中药炮制有讲究：加味八味丸方大部分药物详细说明炮制方法。如：熟地黄煮烂捣烂入药，白茯苓人乳拌透，山茱肉酒拌蒸，泽泻淡盐水拌，五味子蜜酒拌蒸，牛膝淡盐酒拌炒，肉桂取近里一层有油而滋润甜极者即入药，勿出气、不见火，等等。

方药服用有窍门：如"阴不敛阳痛证"案，以自制加味八味丸"每早空心淡盐汤送服四钱，随后进服煎剂（滋阴壮水剂），使阳藏而阴以秘之也"。又以具有调补气血、养心清肺和肝功效的自制膏滋丸"下午食远，白汤化下一丸"。明确指出煎剂应"温和服于八味丸后。滋阴药最忌热服，热服则走阳分，不能养阴，太冷则直入肠中，又不能渗行经脉"。采用多方药、多剂型在不同时辰、饭前空腹温服，以达阴平阳秘、五脏调和的目的。

善用引经药：如《方脉喉病合参》篇讨论虚火上炎咽痛"宜人参一味浓煎，细细饮之"时提出"愚见人参必同童便、制附子同煎，温和食前顿服，则监制虚火下归乃愈。如单用人参细细饮之，恐浮火益炽，亦非稳当"。其中童便（童子尿）味咸性寒，附子味咸性温，均入足少阴肾经，有引火归原的作用。又如《锦囊治疗方论》篇中"肾虚骨迟喘证"案与"久泻元气虚损"案，比较指出"可见用药引子亦不可忽，同一八味，一用生脉饮引至金木二脏而阴生，一用人参老米汤引至脾肾两家而阳生，奏功迥别"。由此，引经药在"上病下治""异病同治"中的作用可见一斑。

四、原文选释

【原文】夫人何以生？生于火也。人生于寅，寅者火也。火，阳之体也。造化以阳为生之根，人生以火为命之门。儒者曰：天开于水，子为元。医者曰：人生于水，肾为元。孰知子为阳初也，肾为火脏也。阴生于阳，故水与火为对名，而火不与水为对体。其与水为对者，后天之火，离火也；其不与水为对者，先天之火，乾火也。夫乾，阳之纯也；夫阳，火之主也；夫水，火之原也。后天之火有形，而先天者无形。有形之火，水之所克；无形之火，水之所生。然取水者，迎月之光，而不迎其魄，何也？魄，阴也，而光借于日则阳也，水不生于水而生于火明矣。是故土蒸而润，肤燠而泽，酿醅而溢，釜炊而汗，丹砂、硫黄之所韫而汤也。水之生于火也益信。火生于水，亦还藏于水。其藏于水也，其象在坎，一阳陷于二阴之中，而命门立焉。盖火也，而肾水寄之矣。其生乎生也，其象在乾，纯阳立于离卦之先，左旋而坎水出焉，右旋而兑水纳焉。盖水也，而阴阳之火则分而寄之矣。此所谓后天中之先天也。阳生阴寄，运于三焦，水升火降，所谓既济，故养生莫先于养火。此先天之火者，非第火也，人之所以立命也，故生人之本全在乎斯。奈近世之养生者，并不究其由来，惟知气血，则曰气阳血阴；惟知脏腑，则曰脏阴腑阳。即知水火者，不过离心、坎肾而已。孰知气血更有气血之根，阴阳更有真阴真阳之所，水火更有真水真火之原也。凡暴病而卒死，绝处而得生者，皆在乎根本真处得之，非泛泛在乎气血间也。奈何仅以气血为阴阳，阴阳为气血，而以水火为心肾，故用四物汤以补血调阴，四君汤以补气调阳，坎离丸以调心肾水火，而其真阴真阳、真水真火，其为气血之根者，反不郑重及之。其用药调理，无非敷衍气血而已，即调水火者，无非辛温苦寒，犹植树者徒在枝叶修饰为事，而不及乎根本，岂有大补哉！故吾学者，能明水火为气血之根，水火为真阴真阳之所。芎、归辛窜，仅可调荣，难补真阴真水；苓、术、甘草，仅可

冯兆张

调卫，难补真阳真火；即炮姜、炙草，仅可温中，难到肾经。其为水火真阴真阳之宝者，惟仲景八味而已。故不重真阴真阳而欲求生者，凡四君、四物以补真阳真阴者，并不达水火立命之本，真阴真阳至理者也。（《冯氏锦囊秘录·杂症大小合参·水火立命论》）

【阐释】冯氏十分推重赵献可的"命门水火论"，认为"夫人何以生？生于火也"，而"夫水，火之原也"，强调了水火的重要性，批驳一些所谓的养生家"不究其由来，惟知气血"，而只知"用四物汤以补血调阴，四君汤以补气调阳"，这是本末倒置，故提出必须"能明水火为气血之根，水火为真阴真阳之所"，方能明悟养生之旨。

【原文】经曰：精气夺则虚。又曰：邪之所凑，其气必虚。虚者，空也，无也。譬诸国内空虚，人民离散，则盗贼蜂起，镇抚为难，若非委任贤智，安靖休养以生息之，未可保其无事也。病之虚者，亦犹是已，医非明哲，孰能镇之，以收合散亡，克复故物之功哉！经曰：不能治其虚，安问其余？盖言虚为口病之本，宜其首举以冠诸证也。然充足空虚者，气血也，化生气血者，水火也，水火者，生身之本，神明之用也。《灵枢》曰：水之精为志，火之精为神。然水火宜平不宜偏，宜交不宜分。火性炎上，故宜使之下；水性就下，故宜使之上，水上火下，名之曰交。交则为既济，不交则为未济，交者生之象，不交者死之征也。如消渴证不交，火偏盛也，水气证不交，水偏盛也。故火者，阳也，气也，与水为对待者也。水为阴精，火为阳气，二物匹配，名曰阴阳和平，亦名少火生气。如是则诸病不作，可得长生矣。倘不善摄养，以致阴亏水涸，则火偏胜，所谓阴不足，则阳必奏之，是为阳盛阴虚，亦曰壮火蚀气，是知火即气也，气即火也，故《仙经》谓药即火，火即药，一而二，二而一者也。东垣亦曰：火与元气不两立。亦指此也。譬诸水性，水流本寒，过极则凝而不流为层冰矣，解则复常，非二物也。盖平则水火既济，火即为真阳之气，及其偏也，则即阳气而为火矣，始与元气不两立，而成乖否之象焉。故戴人曰：莫治风，莫治燥，治得火时风燥了。言苟能解此，则已达阴阳水火之原，曲畅旁通，何施不可，

正指火之变态多端，其为病也非一，明此则余皆可辨。（《冯氏锦囊秘录·杂症大小合参·调护水火论》）

【阐释】丹溪有"阳常有余，阴常不足"之说，历来重视养阴者，认为自少至老，所生疾病都是由于真阴不足所致，故补阴之品，自少至老，不可一日间断，而补阳之药，劝诫谆谆。冯氏提出"人生以火为命之门"，强调命门之火对人体的重要作用。

【原文】人之有生，初生两肾，渐及脏腑，五脏内备，各得其职，五象外布，而成五官，为筋、为骨、为肌肉皮毛、为耳目口鼻躯设形骸，然究其源，皆此一点精气，神递变而凝成之也。犹之混沌未分，纯一水也，水之凝成处，为土、为石、为金，皆此一气化源，故水为万物之源，土为万物之母。然无阳则阴无以生，故生人之本，火在水之先也；无阴则阳无以化，故生人之本，水济火之次也。经所谓阳生阴长，而火更为万物之父者此耳。是以维持一身，长养百骸者，脏腑之精气主之。充足脏腑，固注元气者，两肾主之。其为两肾之用，生生不尽，上奉无穷者，惟此真阴真阳二气而已，二气充足，其人多寿；二气衰弱，其人多夭；二气和平，其人无病；二气偏胜，其人多病；二气绝灭，其人则死。可见真阴真阳者，所以为先天之本，后天之命。两肾之根，疾病安危，皆在乎此。学者仅知外袭，而不知乘乎内虚；仅知治邪，而不知调其本气；仅知本气，而不知究其脏腑；仅知脏腑，而不知根乎两肾；即知两肾，而不知由乎二气，是尚未知求本者也。何况仅以躯壳为事，头疼救头，脚疼救脚，而不知头脚之根，在脏腑者，何以掌司命之任，而体好生之道欤？真由缘木求鱼者也。故先哲曰：见痰休治痰，见血休治血，无汗不发汗，有热莫攻热，喘生毋耗气，遗精勿涩泄。明得个中趣，方是医中杰，真求本之谓也。（《冯氏锦囊秘录·杂症大小合参·诸病求源论》）

【阐释】治病当审因求源，而冯氏所谓的源，就是阴阳水火。他认为人的生老病死皆是"真阴真阳二气而已"，充足则多寿，衰弱则多夭，和平则无病，偏胜则多病，绝灭则死。只有掌握了真阴真阳二气的盛衰

冯兆张

变化，才是求源。故他批驳说"今人勿察其源，近从肤见，以寒治热，以热治寒，阴阳真假之象，从治正治之宜，顾本穷源之要，置之勿问，以致近害天柱日多，远害先后并薄矣"，洵为卓识。

【原文】经曰：精神内守，病安从来？又曰：邪之所凑，其正必虚。不治其虚，安问其余？可见，虚为百病之由，治虚为去病之要焉。故风寒外感，表气必虚；饮食内伤，中气必弱；易感寒者，真阳必亏；易伤热者，真阴必耗。正气旺者，虽有强邪，亦不能感，感亦必轻，故多无病，病亦易愈。正气弱者，虽即微邪，亦得易袭，袭则必重，故最多病，病亦难瘥。治之者，明此标本轻重之道，以投顾主逐客之方，则重者轻，而轻者愈。要知精神内长于中，邪气自解于外，精神耗散于内，即我身之津液气血无所主军，皆可内起为火，为痰而成邪，岂必待外因所致哉！倘不知此，徒知或从表以发散，或从里以克削，现在已有之虚，不为补救，未来无影之邪，妄肆祛除，有是病者，病受何妨？无是病者，正气益困，以致精神疲惫，性命昏沉。若不急为猛省，峻加挽救之功，何以续一息于垂绝！奈俗以虚极，不可大补，些小调益，何异深沉海底，轻扶一臂之力，以望援溺之功哉！况有复加峻削寒凉者，更似入井而反下石耳。且诸病不论虚实，未有不发热者，然此热非从外来，即我所恃生生之少火，有所激而成壮火，为壮热也，犹人天禀和平之性，有所触而为恼怒。不平之气，如物之不得其平而鸣，鸣之者，即是物也，调之者，和其物则宁，非必去是物也。壮火者，少火受伤，发泄之时也。恼怒者，和性受伤，乖变之际也。不为调之、益之，反为攻之、逐之，虚虚之祸，势不旋踵，故壮火即由少火之变，少火非火，乃丹田生生真元之阳气，一呼一吸，赖以有生，即人之受胎，先禀此命。经曰：一息不运则机缄穷。故此火也、气也，皆为无形，有神有情，而为生身之至宝，是真阳之宗也，元气之本也，化生之源也，长生之基也。命门坎宫，是其宅也，蒸腐水谷，化生精华，得其平则安其位，万象泰然，生生无穷。失其平，则离其位而为壮火，反为元气之贼，浮游乎三焦，蒸烁乎脏腑，炮炽乎肌肉而为病矣。不治此火，则何以去病？

然欲去此火，更何以得生？只有因所因以调之，安之、从之、抚之，以平为已。则火不去，而安全无恙，病既退而元气无伤，则火原为我用之至宝矣。若恶其热而欲直灭其火，非灭火也，是犹灭气也。鱼一刻无水即死，人一刻无气即亡，气可灭乎！况以有形无情之药，妄攻有情无形之气，欲不受伤，其可得乎！但火空则发，若不大为填塞其空，焉可御其乘空炎上之势？若欲火退而后补，孰知火之为害甚速，而与元气势不两立，所谓壮火蚀气，火炽气日消亡。且火之为用，每挟风木之象，力穷乃止，止则火息，阳亡脱证具备，方议补之，已无受补之具矣。况有进浓云骤雨之药，益令龙雷妄炽，以速焚灼之害哉！倘禀受壮盛，或从寒凉折之而愈者，但病愈之后，必真气渐衰，精神不长，纵先天真元不足者，若从本调治，则病去之后，发生之势日隆，后天之长反旺，故曰：识得标，只取本治于人，无一损，正重此也。古人治病，重于求本，故令人寿命弥长。（《冯氏锦囊秘录·杂症大小合参·尊生救本篇》）

【阐释】冯氏遵《内经》"精神内守，病安从来"及"邪之所凑，其气必虚"之旨，提出"虚为百病之由，治虚为去病之要焉"的观点，反对"虚不可大补"之说，认为虚极用小补，"何异深沉海底轻扶一臂之力以望援溺之功"，并阐述了补益阴阳水火的重要作用。

【原文】夫虚者宜补，然有不受补者，乃补之不得其当也。必须凭脉用药，不可问病执方。六脉一部，或大或小之间，便有生克胜负之别；一方分两，或加或减之中，便存重此轻彼之殊。脉有真假，药有逆从，假如六脉洪大有力者，此真阴不足也，六味地黄汤。右寸更洪更大者，麦味地黄汤。如洪大而数者，人谓阴虚阳盛，而用知柏地黄汤则误矣。如果真阳盛实，则当济其光明之用，资始资生，而致脉有神，疾徐得次，以循其常经矣。惟其真阳不足，假阳乘之，如天日不彰，而乃龙雷之火妄炽，疾乱变常也，宜六味加五味子、肉桂助天日之阳光，以逐龙雷之假火。若至弦数、细数，则更系真阴真阳亏损，便当重用六味少加桂、附，以火济火，数既可从，承乃可制，火既制而阴易长矣。况脉之微缓中和胃之气也，不微而洪大，不缓而弦数，近乎无

冯兆张

·147·

胃，用此既补真阳，以息假阳，复借真火，以保脾土，此补肾中真阴真阳之至论也。更有劳心运用太过，饥饱劳役失调，以致后天心脾气血亏损者，设以根本为论，从事补肾，则元气反随下陷，化源既绝于上，肾气何由独足于下，纵下实而上更虚矣。理宜六脉浮大无力者，此中气不足，荣阴有亏，而失收摄元气之用，宜于温补气血之中，加以敛纳之味，如养荣汤，用五味子，更宜减去陈皮是也。六脉沉细无力者，此元阳中气大虚，大宜培补中州，温补气血，盖脾胃既为气血之化源，而万物之滋补，亦必仗脾胃运行而始得，故古方诸剂，必用姜、枣，即此义也。况中气既虚，运行不健，故用辛温鼓舞，使药力自行，药力不劳于脾胃之转输，如归脾汤之剂木香，十全汤之用肉桂是也。如六脉迟缓甚微者，则无阳大虚，纯以挽救阳气为主，轻则人参理中汤，重则附子理中汤，不得杂一阴分之药，盖阳可生阴，阴能化阳耳。如六脉细数，久按无神者，此先天后天之阴阳并亏也，早服八味地黄丸，晚服人参养荣汤去陈皮，或十全大补汤去川芎、生地换熟地可也。如两寸洪大，两尺无力者，此上热下寒，上盛下虚也，宜八味地黄汤，加牛膝、五味子，服至尺寸俱平而无力，则照前方，另煎参汤冲服。如两尺有力，两寸甚弱者，此元气下陷，下实上虚也，宜补中汤升举之。地既上升，天必下降，二气交通，乃成雨露，此气行而生气不竭矣。先天之阳虚补命门，后天之阳虚温胃气；先天之阴虚补肾水，后天之阴虚补心肝，盖心为血之主，而肝为血之脏也。(《冯氏锦囊秘录·杂症大小合参·补药得宜论》)

【阐释】中医素有"虚不受补"之说，冯氏认为，并不是"不受补"，而是"补之不得其当也"。他提出补"必须凭脉用药"，但观其用药则不外乎六味地黄丸、八味肾气丸之类。

【原文】夫药之五味，皆随五脏所属，以人而为补泻，不过因其性而调之。五味一定之性，本定而不可变。在人以五脏四时，迭相施用，行变化而补泻之。然药之形有形，其气味寒热则无形，人之神无形，动而变，变而病，则有形，故以有形之药，而攻有形之病，更以无形之气味，而调无形之神气。大抵善攻克削之药，皆无神而与人气血无情，故可只为糟粕之需。善调元气之药必有神，而与人气血有情，故堪佐助神明之用。且五脏皆有精，五脏之精气充足，始能输归于肾，肾不过为聚会关司之所，故经曰：五脏盛乃能泻。设一脏之精气不足，则水谷日生之精，正堪消耗于本脏，焉有余力输归及肾哉！故补之之法，务调脏。脏平和，则肾水之化源自得，然轻清象天，经曰：形不足者，温之以气。浊阴象地，经曰：精不足者，补之以味。补者，谓彼中所少何物，我即以此补之，偿其不足也。味者，重浊厚味之谓，如地黄枸杞膏之类是也。奈何近用味药者，仅存其名，体重之药，每同体轻者等分，或用钱许几分，是有名而无实效。且欲峻补肾家者，用牛膝、杜仲之类，下趋接引，尚虑不及，反加甘草缓中，药势难以趋下，泥滞中脘矣。至如血少者养血，归、地、芍药之类是也；气虚者益气，参、芪、苓、术之类是也；真阴亏者补真阴，地、萸、麦、味之类是也；真阳损者补真阳，桂、附之类是也。如饥者与食，渴者与水，无不响应得宜。其血脱补气者，虽谓阳旺，能生阴血，究竟因当脱势危迫，而补血难期速效，故不得已为从权救急之方，苟非命在须臾，还须对症调补，气虚补气，血虚补血，阴亏补阴，阳亏补阳，虚之甚者补之甚，虚之轻者补之轻。虚而欲脱者，补而还须接，所以有补接二字，书未讲明。盖脱势一来，时时可脱，今用大补之剂，挽回收摄，若药性少，过药力一缓，脱势便来，故峻补之药，必须接续，日夜勿间断也，俟元气渐生于中，药饵方可少缓于外。虚病受得浅者，根本壮盛者，少年血气未衰者，还元必快。衰败者，还元自迟，必须补足，不可中止。工夫一到，诸候霍然。向来所有之病、大病内可除；向来不足之躯、大病内可壮。故人不求无病，病中可去病，病复可知调理撙节也。（《冯氏锦囊秘录·杂症大小合参·论补须分气味缓急》）

【阐释】运用补益药物除对症调补之外，如气虚补气，血虚补血，阴亏补阴，阳亏补阳，还须注意药物气味的缓急，体重之药不能与体轻者等份，或用量较小，是有名而无实效。如在峻补肾阴、肾阳药中加甘草，缓中则药势难以趋下，泥滞中脘。如患者虚而欲脱须补接，日夜不

冯兆张

能间断，必须补足，不可中止，方能获效。

【原文】谚云：秀才学医，如菜作齑。以其明于理，而易过于医，医与儒皆不外乎一理也。然运用枢机，主宰一身者，皆心也。故古圣贤，养心正心明心，千言万语谆谆，独重乎心，以心为主，而医家亦以心为君主之官也。独赵氏一书，强引《内经》十二官危之一语，反复立论，独尊命门以为君主，其历陈气血之根，生死之关，生人之本，却病之原，真假之象阐发殆尽，诚有功于医学者不鲜矣。但古圣贤俱以心为主，赵氏独尊命门为君主，而欲外乎心，医与儒竟二途矣。鄙见于此，不无窃有议焉。盖古圣贤，以心为主者，以修身立行起见也。赵氏以命门为主者，以尊生立命起见也，此正赵氏之济世一片苦心，强引之而主之，盖人为万物之灵者，伏此心也。故经曰：君主之官，神明出焉。但肾主智，心主思，心之气根于肾也。心知将来，肾脏已往，不失神明闲脏之职也。卧以入阴，心之神通于肾也。离属阴而配火，坎属阳而配水。然水生于金，能复润母燥，火生于木，反能害母形，故《易》以离火为兵戈。火上有水为既济，水在火下为未济，明其水火不可相离，阴阳互为其根也。递相济养，是谓和平，摄处稍偏，灾害立至。故夫人生于天地万物，统不外乎阴阳，水火者，阴阳之迹也。偏尚不可，敢孰为之轻，孰为之重乎？且觉悟庶类，聪知聪明者，皆心也，肾能之乎？故经曰：心为君主之官，信不谬矣。况相火之动，多由乎君火，相字之义，更不虚也，但心之能神，若无真阴上奉，其能乎，犹之虽圣明在上，而必以民为邦本也。由此观之，则心为君主，而肾为之根，尊卑之义昭然。但利害之机，实休戚相关也，且无情之草木其花叶荣茂，必赖乎根本培固而始能，况人禀气血有情，五行具备之体，可不顾天一生水，地二生火之义存焉。（《冯氏锦囊秘录·杂症大小合参·评赵氏〈医贯〉说》）

【阐释】自赵献可《医贯》问世后，医家争议较多，如徐灵胎就著《医贯砭》，批驳其"命门学说"。冯氏是赵献可的忠实拥护者，认为《医贯》"诚有功于医学人不鲜矣"。

【原文】少年人惟恐有火，高年人惟恐无火。无火则运化难而易衰，有火则精神健而难老。是以火者，人性命之根，况釜底加薪，则釜中津气上腾，而得水上火下，既济之象，但阳气以潜为贵，潜则弗亢，潜则可久，如盏中加油、则灯愈明，炉中覆灭，则火不熄也。(《冯氏锦囊秘录·杂症大小合参·阴阳论》)

【阐释】重申火为人体性命之根本，它不但能为人体提供充足的能量，而且还能帮助人体的脏腑正常工作和运转。

【原文】人之赖以有生者，惟仗一点真阳之气耳。即百病发热，莫不由命火离宫。若火得安位，则百病俱已。故古人谆谆慎用寒凉，而曰：服寒凉者，百不一生。又曰：误服寒凉者，立死。示人寒凉为害之甚而且速，以慎不可轻用误用。至于极虚极危之证，全以救阳为主，盖阳气一分不尽则不死。然阳气之尽也有二：凡六脉沉微，两尺无根者，此元气之元阳欲尽也，惟参、术、附子可以挽之。若六脉细数，两尺无根者，此元阴之元阳欲竭也，惟地、茱、桂、附可以挽之。迨至龙雷假火一退，其脉细数而变为沉微，则药之地、茱、桂有者，亦当变为参、术、附子，故即吐血阴虚之证，每以脾胃药收功。(《冯氏锦囊秘录·杂症大小合参·锦囊觉后篇》)

【阐释】冯氏推崇温补之说，反对寒凉攻下，倡导"慎不可轻用误用"寒凉之品，提出"极虚极危之证，全以救阳为主"，纯为至理。现代临床以参附汤抢救危重患者，屡获佳效，可为其证。

【原文】凡有发热头痛，即用古方太阳经药，重加发散，津液耗亡，欲不口渴发热其可得乎？复谓阳明经症见矣。忍饿以虚其里，疏散以虚其表，化源之机既绝，阴道之消烁日深，欲不胁痛、耳聋，其可得乎？复谓少阳经症见矣。苓柴和解之剂一投，引邪深入之害实大，以致脾虚气弱，欲不腹满嗌干，其可得乎？复谓太阴经症见矣。重为峻攻其里，脾阴愈耗，欲不口干大渴、便秘、烦躁，其可得乎？复谓少阴经症见矣。寒凉峻利之药一投，肝肾之阴愈槁，欲不烦满舌卷囊缩，其可得乎？尚谓厥阴经症见矣。不知种种症候，皆由调治失宜，以令邪气日

冯兆张

· 151 ·

深，正气日消所致，直至手足厥冷，脉细欲绝，乃认虚寒，方议温补，已无及矣。(《冯氏锦囊秘录·杂症大小合参·评伤寒论》)

【阐释】历代医家对《伤寒论》的研究把六经传变作为一个重点，冯兆张重点强调了误治、失治对疾病传变的影响，认为过用发散是太阳传变阳明的重要原因，疏散虚表是阳明转少阳的重要因素，和解失当有引邪深入变为太阴之虑，峻攻其里，脾阴耗伤则转为少阴，再投寒凉峻利之药，耗伤肝肾之阴，则变为厥阴。所以六经传变的"种种症候，皆由调治失宜"引起。并进一步提出邪气日益深入，总由正气不断被削弱而致，但如果等到出现"手足厥冷，脉细欲绝"等症候出现才想到虚寒之证，想用温补来就治，恐怕已追悔莫及。

五、医案选按

1. 假阳上越案

余治翰苑熊老先生尊翁年七十余岁，食后受惊，随即大吐不已，饮食出尽，痰涎继之，目眴身热，面赤口张，头仰手摘，自午至戌，溃汗如雨，急延余诊，六脉豁大而空，乃假阳上越也。以人参二两，炒白术三两，制附子五钱，五味子二钱，煎浓汁灌服，始乃摘定汗止，热退身宁。但昏迷不醒，次日照前方，早晚各进一服，服至三日之外，始乃神清识人，能进薄粥，继用十全大补，及人参养荣等汤而安。(《冯氏锦囊秘录·杂症大小合参·锦囊觉后篇》)

【按】假阳上越，即所谓真寒假热，是阴证似阳。病本属寒证，因寒到了极点，逼迫虚阳浮越于上，亦称"戴阳证"。治当"热因热用"，故以附子理中汤补虚回阳，温中散寒，加五味子生津收敛，以防虚脱。

2. 喘证虚脱案

又有周姓年方五十余岁，向来心肺之火有余，而脾肾之阳不足，常发喘证，一发垂危。时因夏月劳伤发热，误用香薷清暑，及六一散、冰水，酷嗜西瓜，以致下焦沉寒，上焦愈热，烦躁喘急，饮食久废，其脉乍大乍小，两尺无根，渐至乍有乍无沉微迟缓，三至一止，时欲脱去，乃延余治。急以人参三两，白术四两，炮姜三钱，五味子二钱，制附子五钱，煎浓汁灌之，服后脉气少起。神气少旺，药性少过，脱势便来，随即照方又服，每日人参用至八两，白术用至十两，附子用至二两，渐至尺脉有根，始无脱势，乃大加温补而痊。观此，则今人之虚较古更甚，人参之力，较古亦微，可洞见矣。(《冯氏锦囊秘录·杂症大小合参·锦囊觉后篇》)

【按】喘证多年，年老体衰，又加误用寒凉之品，导致阳虚欲脱，故用附子理中汤。至于方中药物大剂量使用，即冯氏所谓"脱势一来，时时可脱，今用大补之剂，挽回收摄，若药性少，过药力一缓，脱势便来"之意。

3. 睡中惊触案

齐化门外张宅令郎，未及一周，卧于低炕，睡中坠下，幸炕低而毫无伤损，嬉笑如故，似无痛苦也。但自后右手足瘫软不举，手不能握，足不能立，脉则洪大，久按无力。乃知先天不足，复为睡中惊触，气血不周行之故也。乃以熟地四钱、炒麦冬一钱五分、炒白术二钱四分、牛膝二钱、五味子四分、制附子五分，煎小半钟。另用人参二钱，煎浓汁二三分冲药，每早空心服之。张友见其参、附，似有疑惧。余曰：凡人气血旺而精神强，气血衰而精神弱，强则百体康泰，弱则骨膜空虚，火在下而水在上，则循环转运，百病俱无，生之兆寿之征也。火在上而水在下，则机关绝灭，百病踵起，死之由天之象也。大人之虚，或由斫丧；小儿之虚，禀之先天，乃真虚也。况人之睡乃阳会于阴，元气凝聚于内，真阴长育于中，阴阳混合，造化潜孚，荣卫周行，百达和畅。正当其时，一伤惊触，行者遽止，盛者遽衰，清者不升，浊者不降，转运失常，机关不利，偏枯痿痹所自来矣。故中风之症，成于跌后者居多，然诸痿独重阳明者，以气血之海能润宗筋达百脉也。其为筋为骨，又肝肾所属，故熟地、白术专补脾肾，乃先天后天，首以重之，但一润一燥，何能逐队，水土忌克，难成一家，用炒麦冬和之，俾土生金，金生水，水生木，化源有自，既相克所以相成，复相生所以相继，再入牛膝、五味，则更得纳气藏源，澄清降浊，但诸药和缓，大功难建，虽调

冯兆张

营卫，经络难通，更入乌、附，既助药力，复可行经，且使真阳能交于下，真阴自布于上，既济之象一得，燥涧偏枯之势自和。复入人参以驾驱药力，补助真元，火与元气势不两立，元气生而火自息矣。此余得心应手之方，凡治中风大病，阴虚发热，吐血喘嗽，一切虚劳重症，更治沉重癫疹，喘促躁热欲绝者，凭斯捷效，实有神功。如水不足者有六味，水火不足者有八味，气不足者有四君，血不足者有四物，气血不足者有十全、八珍，心脾不足者有补中、归脾。独脾肾不足，兼心肺之火宜抑，而肝肾之阳宜温者，实无其药，余梦寐求之，始定此方，加减出入，亦水中补火之法。土内藏阳之义，为土金水一气化源之药也，幸无疑焉。张友大悟，照方投服六剂，而手足轻强，精神更倍。（《冯氏锦囊秘录·杂症大小合参·全真一气汤方按》）

【按】素体禀赋不足，加之睡时阳气会于阴、元气聚于内，受惊则气乱，气乱则血行不利，肌肉筋脉失养，故手足瘫软。全真一气汤与人参汤同服，可补元气、滋五脏、润筋骨、通经络，使气血通畅，肌肉筋骨脉络得以滋养，则能四肢活动功能恢复。

4. 假热真寒案

李宅令郎八岁，病热旬余，散发和解，苦寒之剂，俱备尝而皆不效，势日危笃。延余视之，形肉枯槁，牙齿堆垢，厚而焦黑，唇舌燥裂，耳聋目盲，遍体疼痛，壮热无汗，谵语烦躁，及诊其脉，沉微欲脱，阴寒之脉也。余曰：此釜底无火，锅盖干燥之象，上之假热，由于下之真寒也。乃重用人参、熟地，少加附子壮水益火之剂，重培阴中之水火。服后而热退，至夜半而思食，次日其脉更虚，但神气稍觉清爽。乃倍进前药三四剂后，燥槁之势日消，困顿之势日减，饮食渐长，精神渐生，危笃沉疴，不十剂而痊愈。（《冯氏锦囊秘录·杂症大小合参·锦囊治疗方论》）

【按】冯兆张对于小儿为纯阳之体有自身见解，他认为纯阳并非谓指小儿阳气有余，而是指其为"稚阳"。稚阳之阳，不可能为阳气有余，如误用寒凉，"则阴既不足，又伐其阳，多致阴阳两败，脾肾俱伤"。因此冯氏在治疗小儿疾病时常用温补之法，于此案可见一斑。

5. 痹痛便坚案

山东李相国，始为浙省督台，当耿逆叛乱，亲率军旅，驻节衢州，不避寒暑矢石，得以灭逆功成，保全浙省，皆一人之力也。及应召初为冢宰（吏部尚书），左臂强硬作痛，上不能至头，下不能抚背，医皆为披星戴月，风霜有年，通作驱风活络而不愈。且大便圆如弹子，督台以书有粪如羊屎者不治，隐以为忧，招余诊治。按其脉，六脉大而迟缓无神，余知其中气久虚，所以荣卫不能遍及肢末乃有偏枯之象，岂风霜之谓欤？若果向年风霜贻患，岂止半身独受哉？至如便如弹子大而圆，亦系中气虚弱，命门火衰，以致运行不健，转输迟滞，所以糟粕不能连接直下，任其断断续续，回肠曲折，转转濡迟，犹蜣螂之弄丸，转转成圆，故虽圆而大也。岂若关格之病，脏腑津液燥槁，以致肠胃窄细，粪黑而小如羊粪者然。只宜空心吞服八味之加牛膝、杜仲者，以培其本；食远以加减归脾加甜薄桂，以壮其标。元阳中气一壮，则运行乃健，大便之弹丸可无见矣。气血充足，自能遍及肢末，不治臂而臂自愈矣。按服而痊，精神更倍。（《冯氏锦囊秘录·杂症大小合参·锦囊治疗方论》）

【按】痹痛多从风寒论治，该案经祛风活络而不效，况且便坚，六脉大而迟缓无神，据此则知"系中气虚弱，命门火衰"所致，故药用八味之加牛膝、杜仲以培本，配合归脾加减以壮标，渐得痊愈。其凭脉辨证，辨识疑似之法确是高人一筹。

6. 小儿痫证案

金姓一令郎，年十四而患痫病，群医不效，针灸继之，消火镇坠之品，备尝尽矣。其发更频而更甚，乃延余治诊，其脉洪弦有力，惟两尺则弱，此阴道亏极，孤阳无敛，火性上炎，僵仆诸候乃发，理所然也。若用消痰镇坠之饵，不几更耗阴分乎？乃令空心淡盐汤吞加味八味丸四五钱，以使真阳藏纳，然阳无阴敛，何能久藏？火无水制，难免浮越，随以重浊大料壮水一剂继之，以助主蛰封藏之势，则水火得其所矣。下午乃服调补气血养心清肺和肝之膏滋一丸，如是调理两月，精神倍长，痫症不治而愈矣。（《冯氏锦囊秘录·杂症大小合参·锦囊治疗方论》）

冯兆张

【按】小儿痫证多因形气未充，神志未定，如被惊恐，或风邪外感，或痰热、食积所伤而引起；亦有由于妊母受惊，得之于先天者。一般均作痰邪作祟而以涤痰息风为治。冯氏以脉测证，认为是真阳不能藏纳所致，故用加味八味丸为治，即八味地黄丸加五味子、牛膝，确有见识，亦属治病必求其本。

7. 腹胀痞满案

旗下何宅一令郎年十岁，肚腹胀极，痞块有形，肌削神困，仅存皮骨，耳中溃脓，目中红肿，牙龈出血，或时腐烂，咳嗽气短，腿膝乃疼，夜不能寐，日不能食，已成坏证，乃延余治。询其病由，乃起于半周之内，肚稍肿硬，即加消积丸饵，久服不减。乃消导补脾兼而治之，久服亦不效，乃清热扶脾，佐以化积之药投之，其内热肿胀，亦并不减。六七年来，胀极则倍用行气化滞，少缓则用扶脾养胃，热极则用清热和中以延岁月。近则腹胀更甚，痞硬更大，牙疳，耳目肿烂益甚，精神益疲，肌肉益削。向治数医，俱为束手待毙而已。按其脉，或时弦洪有力，或时弦而无力，明知久服克削，攻至真气内乱，转护邪气为害，先天之真阴真阳已竭，乃中空外浮之象也。要知凡痞气所成，皆由气不能健运，以致痰食气滞，聚而不散，亦非铁石物也。故古方消积药中，必兼参、术扶正，使正气一旺，自能相佐药力以化滞于无事之中，譬如肿硬，气血一和，不由脓血而自散矣。奈何以有形之药，峻攻无形之滞，揆其意，意如有铁石物在其中也，以致中气愈弱，愈滞愈固，愈固愈消，愈消愈弱，不死何待？试不思即大黄、巴豆，迅利之药，亦必仗中气以运行，人至气绝之后，灌以巴黄斤许，岂能通利一物？巴黄峻利之最者，无人气以运行，则虽入腹而犹置于纸木器中，安然不动。如此一想，则痞聚之内，可不仗中气以运化乎，且诸病日久，未有不累至根本地位受伤，故初病多从标，久痛必从本，况此病原由根本上来者乎！向来所治皆非其治也。余使先以金匮肾气丸料，加牛膝、麦冬、五味子作汤，大剂空心温服数剂，热减而腹胀稍软，随以前剂冲入人参汤三钱，食前日二剂，十余日后，精神稍长，诸症渐退，后早晨以生脉饮送下，加牛膝、五味子之八味丸三钱，申酉刻仍以前煎方进服，如是调理两月，热症悉退，诸症尽平，肌肉渐生，精神渐旺，向患之痞，竟不知从何处下落矣。（《冯氏锦囊秘录·杂症大小合参·锦囊治疗方论》）

【按】腹胀痞满多由腹部气机不通畅、闭塞不通所致，治以理气消积导滞，药如枳壳、豆蔻、酒白芍、甘草、醋香附、麦芽、鸡内金、陈皮、山楂、神曲、莱菔子等之类，但本案却是脾虚失运所致，又加乱投消导之品，导致脾虚更甚而累及肾。凡肾气虚者，脾气必弱，脾气弱者，肾气必虚，盖肾为先天祖气，脾为后天生气，而生气必宗于祖。故以金匮肾气丸加牛膝、麦冬、五味子，温养以壮之，滋阴以配之，补其火以生土，健运一行，痞胀自愈。

8. 奔豚案

九和典中戚宅室人，腹中有块作痛，发则攻心欲死，上则不进饮食，下则泄泻无度，群医遍药三百余剂，一无所效，访余求治，诊其脉六脉沉细已极，右关尺似有似无，明系火衰土弱之至，肾家虚气，上凌于心，脾土衰微，不能按纳奔豚之气，非温何以散之？乃立一方，用炒干熟地八钱，补水以滋土，炒黄白术六钱，补土以固中，炮姜、熟附各二钱，补火以生土，但中宫既有阳和之气，而至阴实为纳气之乡，更入五味子一钱以敛之，则主气有根而不拔，元阳深藏而有源，不失脏为藏纳之义，而肾尤为主纳不出之司，故补气者不知补来藏纳至深主纳之脏，则药力一缓，必复涣散无归。盖四脏之中，心以虚灵为事，肺以输降为功，肝以疏泄为能，脾以健行为用，其位其职，皆非克能藏纳之地。是以五脏调和无过，则脏脏之气血精华，何一不输归于肾？及其失调既病，而欲理气调元，或补气还元，及纳气藏元者，而欲舍肾，谁于与归？愚见如此，是以令服前剂，三日而霍然逾半，一月而全安。要知平人而至于病，必由于水火二家先病也；病至于人，必由于水火二道病极也；大至于危，必由于水火二气将脱也。故小病或由于气血之偏，而大病必由于水火之害，治之者舍气血以治小病，舍水火以治大病，真犹缘木求鱼，其可得乎！（《冯氏锦囊秘录·杂症大小合参·锦囊治疗方论》）

【按】肾为先天之本，五脏之伤，穷必及肾。肾阳虚衰，寒水上

冯兆张

· 157 ·

逆，欲作奔豚，故用附子理中汤，温阳摄纳而收效如神。

六、代表性方剂

1. 全真一气汤

熟地八钱（如大便不实，焙干用；如阴虚甚者，加倍用），制麦门冬（去心，恐寒胃气，拌炒米炒黄色，去米用）三钱（肺虚脾弱者少减之），鸡腿白术（炒深黄色，置地上一宿，出火气，不用土炒。如阴虚而脾不甚虚者，人乳拌透，晒干，炒黄）三钱（如脾虚甚者，用至四、五、六钱），牛膝（去芦）由二钱加至三钱，五味子由八分至一钱五分，制附子由一钱加至二钱余。水煎，冲参汤服。人参由二三钱加至四五钱，虚极者一二两，随证任用。另煎、冲入前药。如肺脉大，元气未虚者，竟用前药，不必冲参汤。此方诚滋阴降火之神剂，然假热一退，真寒便生，切勿过剂，反增虚寒滑泻之证。

以上六味，必先煎好，另煎人参，浓汁冲服，则参药虽和，而参力自倍，方能驾驱药力，克成大功。若入剂内同煎，则渗入群药，反增他药之长，而减人参自己之力，不独是也。凡药大有力量者，或单服，或二三味同服，则更见其功。若和群药，则彼此拘制，不能独发，功过皆掩，即如紧要之药四五六味，杂入平缓者二三味，则紧者俱缓矣。如醇酒加以淡水，愈多愈淡，此理易明。用药者岂可谓多多益善乎！奈近昧斯理者，惟务不补不攻，不痛不痒，头痛川芎、脚痛牛膝，身热黄芩，口渴石膏，胀闷枳壳，初热羌、独，久热升麻，以为平正，人皆美之，医皆宗之，宁可见死而不救，以为秘授良法，可以保名避谤也。设能洞见生死源头，深明轻重病理，则自有卓然去病之方，必非寻常无气无味之药，则人皆谓霸道猛剂而畏之，医皆群起而毁之，大危伤生之病，人反安之，大力救生之药，人反畏之，噫！以致病者夭折愈多，而医者学问难长矣。谨将此汤治疗功效，具陈于后，以证其验。（《冯氏锦囊秘录·杂症大小合参·全真一气汤治疗方按》）

【按】本方功能滋阴救火，主治阴分焦燥，上实下虚，上热下寒，阴竭于内，阳越于外，斑疹热极烦躁，上喘下泻。中风大病阴虚发热，吐血喘咳，一切虚劳重症。冯氏自谓："张竭鄙见，谨立前方，加减出入。活人甚众，见功甚速，取用甚多，去病甚稳。"他认为发热之由，"未有不因阴虚者，未有火不浮越而头疼口渴者，未有火浮越而不烁害肺家者，未有中气不虚者，未有不因内伤外劳而致者，未有不上假热而下真虚者，未有外邪而不虚人本气者"，而本方"阴阳具备，燥润合宜，驱邪扶正，达络通经，药虽七味，五脏均滋，保护森严，外邪难入，功专不泛，补速易臻，滋阴而不滞，补脾而不燥，清肺而不寒，壮火而不热，火降而心宁，荣养而肝润"，故名全真一气汤。使用本方时，"因证合宜，燥涸则熟地倍之，肺热则麦冬多用，脾虚则白术重投，阳虚则附子多加，元气大虚，则人参大进，气浮气散则牛膝、五味略多""倘有假阳在上者，去参用之"。近代何廉臣评价说："此为冯楚瞻《锦囊》中得意之方。功在于一派滋养阴液之中，得参、附气化，俾上能散津于肺，下能输精于肾，且附子得牛膝引火下行，不为食气之壮火，而为生气之少火，大有云腾致雨之妙，故救阴最速。"诚如斯言。现代医家将此方大多用于虚损性疾病（慢性气管炎、哮喘、慢性阻塞性肺疾病、心力衰竭、冠心病稳定型心绞痛）等。如俞景茂在《陕西中医》1981 年第 4 期报道，用全真一气汤治疗慢性气管炎，咳喘反复发作而属此病机者效果佳。张晶等在《福建中医药》2016 年第 3 期报道，用全真一气汤治疗肾气虚型哮喘缓解期患者 62 例，结果表明，可以减少急性发作次数。朱汉平等在《中国中医急症》2011 年第 1 期报道，用全真一气汤治疗慢性阻塞性肺病（COPD）急性加重期 36 例，结果表明，可以提高急性加重期疗效，而更适合本虚标实的稳定期者。任培中等在《上海中医药杂志》2016 年第 12 期报道，全真一气汤组方可补益肺脾肾，兼补阴阳，相生相继，与 COPD 病机相适宜，可以达到"已病治病，未病先防"的效果。李希等在《中国中医药现代远程教育》2017 年第 19 期报道，全真一气汤对慢性阻塞性肺病（COPD）指标改善程度，如肺功能、动脉血氧分压、运动耐量、血气分析等效果更好。王圆圆等在《国际中医中药杂志》2019 年第 4 期报道，全真一气汤在心系疾病

冯兆张

治疗方面亦有临床价值，尤其是心肾阳虚或气阴两虚型疾患，可用于心力衰竭、心悸、胸痹之阴阳俱虚。王宪等在《中国当代医药》2018年第7期报道，全真一气汤治疗心力衰竭，较单用西医疗效更佳。陈莹等在《中医药学报》2012年第1期报道，用全真一气汤合失笑散治疗冠心病稳定型心绞痛，疗效确切，可使发作次数减少，中医证候及血液各项指标得到显著改善。赵建根等在《浙江中医药大学学报》2021年第1期报道，全真一气汤可灵活应用于三焦疾病及疑难病，如腋窝淋巴结炎术后、畏寒泄泻、早泄等，疗效甚佳。郦冲等在《浙江中医杂志》2020年第10期报道，联合加味全真一气汤治疗阴阳两虚型帕金森病60例，结果表明，效果更佳，且不良反应率较低。另外，游敏等在《中国民间疗法》2021年第17期报道，全真一气汤可以治疗阴虚阳浮型中青年高血压病。谭云飞等在《亚太传统医药》2019年第321期报道，全真一气汤可以治疗肾阳亏虚型甲状腺功能减退症。叶霜智在《天津中医药》2009年第5期报道，全真一气汤可以治疗阴虚发热型癌性发热，有满意疗效，值得医者参考。

2. 锦囊加减地黄丸

（1）二妙地黄丸：治湿热内郁而为便浊。取二妙散以配六味，故名之。

熟地黄（八两，微火焙燥），山茱萸（去核，四两，酒拌炒），牡丹皮（四两，焙），白茯苓（三两，焙），怀山药（四两，炒黄），汉泽泻（三两，淡盐水拌，晒干，炒），用黄柏（七钱）、熟附子（五钱）二味盐酒同浸一宿，各拣开，黄柏炒褐色，附子（焙燥），茅山苍术（二两，切大块，米泔水浸透，切片，黑芝麻拌炒黄），如湿多热少，附子七钱，黄柏五钱；如湿少热多，附子五钱，黄柏七钱，同浸，各制度共为细末，用金石斛四两，煎浓汁，入白蜜二十两，同炼为丸，每早晚食前，白汤各服三钱，忌食酒、面、鸡、鱼、湿热炙爆之物。

（2）育脾固肾地黄丸：治肾虚晨泻。

熟地黄（八两，姜酒煨，捣烂入药），山茱萸（去核，五两，酒拌蒸，晒干，炒），白茯苓（四两，焙），怀山药（六两，炒黄），泽泻

（三两，淡盐、酒拌，晒干，炒），五味子（二两），补骨脂（四两，盐酒浸一宿，炒香），菟丝子（酒洗，晒干炒，另磨净末，六两，即入药丸，勿使出气），为末，用熟地捣烂入药。如干加饴糖浆为丸，每早米饮汤送下四钱，临晚食前白汤送下三钱，戒酒、面，以杜湿热。

（3）双补地黄丸：取熟地、山茱以补肾精，莲肉、菟丝以回胃气，故名双补。

熟地黄（八两，微火焙燥），牡丹皮（三两，酒拌炒），山茱萸（去核，四两，酒拌蒸，晒干炒），白茯苓（三两，焙），怀山药（四两，炒黄），泽泻（三两，淡盐酒拌，晒干，炒），建莲肉（去心，六两，炒），菟丝子（酒净晒干，炒，另磨细末，四两，入药勿使出气）。为末，炼蜜丸，每早空心白汤送下四五钱。

（4）清心滋肾地黄丸

熟地黄（八两，清水煮，捣烂入药），牡丹皮（三两，焙），山茱肉（去核，四两，酒拌蒸晒干，炒），怀山药（四两，炒黄），茯苓（三两，人乳拌透，晒干，焙），泽泻（二两，淡盐水拌，晒干，炒），远志肉（二两，甘草浓汁煮透，晒干焙），五味子（一两，每个铜刀切作二，蜜酒拌，蒸，晒干，焙），麦门冬（去心，三两，焙）。为末，用熟地捣烂入药，加蜜杵好为丸，每早空心，莲子去心衣，煎汤送下四钱。

（5）阿胶地黄丸：治金水两脏受伤，咳嗽吐红。

熟地膏（用熟地一斤，将八两煮汁，去渣；入八两汁内，煮烂成膏），牡丹皮（三两，焙），山茱萸（四两，去核，酒拌，蒸，晒干，炒），白茯苓（三两，人乳拌透，晒干，焙），怀山药（四两，炒黄），泽泻（二两，淡盐水拌炒），麦门冬（去心，四两，炒），真阿胶（三两，切块，蛤粉拌炒成珠）。为末，用熟地膏入药，加炼蜜为丸，每早空心，白汤或淡盐汤送下四钱。

（6）滋金壮水地黄丸：养阴配阳，滋金壮水。

熟地黄（三斤，煮汁，去渣，炼成膏十二两），山茱萸（六两，去核，酒拌，蒸，晒干，炒），牡丹皮（四两，焙），茯苓（四两，人乳拌透，晒干，焙），怀山药（六两，炒黄），泽泻（三两，淡盐水拌，晒

冯兆张

· 161 ·

干，炒），牛膝（四两，淡盐水拌炒），麦门冬（去心，五两，炒）。为末，用熟地膏入药，加炼蜜杵好为丸，每早空心白汤送服四钱。

（7）加味七味丸：清肺金补肾水，纳气藏源，引火归原。

熟地黄（八两，清水煮，捣烂入药），山茱萸（去核，四两，酒蒸，晒干，炒），牡丹皮（三两，炒），茯苓（三两，人乳拌透，晒干，焙），怀山药（四两，炒黄），泽泻（二两，淡盐酒拌，晒干，炒），五味子（一两，每个铜刀切作二，蜜酒拌，蒸，晒干，焙），麦冬（去心，三两，炒），肉桂（临磨刮去粗皮，一两，不见火）。为末，用熟地捣烂入药，加炼蜜杵好为丸，每早空心淡盐汤，送下四钱，或生脉饮送服。

（8）和肝滋肾地黄丸：女科尤宜此方。

熟地黄（八两，酒煮捣烂入药），山茱萸（去核，四两，酒拌，蒸，晒干，炒），牡丹皮（二两，酒焙），茯苓（三两，人乳拌透，晒干，焙），山药（四两，炒黄），泽泻（二两，淡盐酒拌，晒干，炒），当归身（三两，酒拌炒），白芍（三两，蜜水拌晒干，炒），肉桂（临磨刮去粗皮，一两，不见火）。为末，用熟地捣烂入药，加炼蜜杵好为丸，每早空心白汤送下四钱，冬天酒服。

（9）滋阴八味丸

熟地黄（八两，清水煮捣烂入药），山茱萸（四两，去核，酒拌，蒸晒干，炒），牡丹皮（三两，焙），怀山药（四两，炒黄），茯苓（三两，人乳拌透，晒干，焙），泽泻（二两，淡盐水拌炒），麦门冬（三两，炒），五味子（一两，每个铜刀切作二，蜜酒拌蒸，晒干，焙），肉桂（临磨刮去粗皮，一两，不见火），制附子（一两，切片焙）。如肾家偏于气分不足者，去麦冬、五味，加牛膝三两、杜仲三两（俱用盐酒拌炒），为末，用熟地捣烂入药，加炼蜜杵好为丸，每早空心送下四钱。如肺气不足者，生脉饮送服。有浮火未归源者，淡盐汤送服。如偏于阳虚者，独参汤送服，或白汤送服。

（10）壮阳固本地黄丸：治元阳衰惫已极。

熟地黄（二斤，酒煮，去渣，熬浓膏十二两），山茱萸（去核，六两，酒拌，蒸，晒干，炒），山药（六两，炒黄），白茯苓（四两，人乳拌透，晒干，焙），泽泻（三两，淡盐酒拌炒），鹿茸（去毛、骨，酥，酒炙黄，三两），补骨脂（四两，盐酒浸一宿，炒香），五味子（二两，蜜酒拌蒸，炒），枸杞（八两，另熬膏，四两），紫河车（一具，用银针挑破血筋，用长流水净，再酒净，酒煨，捣烂），鹿角胶（四两，用酒溶化），肉桂（临磨刮去粗皮，一两五钱，不见火），制附了（一两五钱，切片、焙）。为末，用熟地，河车、枸杞、鹿角四膏入药，杵好为丸，每早空心，参汤送服四五钱，临晚食前，温酒送服三四钱。（《冯氏锦囊秘录·杂症大小合参·方脉痨瘵合参》）

【按】冯氏认为，六味地黄丸是补阴阳之小剂，八味地黄丸是救阴阳之大药，"水中寻火，其明不熄；火中求水，其精不竭"。这二首地黄丸，补中有泻，相和相济，五脏俱宜，故久服而无偏胜之害，邪去而补愈见其效。今人多择补药，任意加入，责任不专，使这二首地黄丸的功能，反受到影响。如嫌地黄之滞而减之，嫌泽泻之泻则减之，还有配入人参、黄芪，"则补肾之药达阴经，补气之药走阳分，而两持勿得其所，反扰浮动之虚阳，无所引而归经矣"。更有入枣仁、当归、白术以兼心脾三用，"殊不知熟地之补精血，尤赖山茱之酸涩以固之，至于当归味辛而走，乃血分而非精分药也"。白术以燥为功，单走脾胃，入之则反耗真阴。至于枣仁，乃心脾上焦气分之药，全非肾家精血之宜。故他立地黄丸加减十方，"设遇证候不同，难以地黄原方纯用者，或将分两轻重变通，或佐助可以入队之药一二，则本方之力量既存，而辅翊发生之功愈见，倘专以心脾气血为事者，则本门各有专方，何必借此混加杂乱，徒负虚名，而损实效？"

3. 加味八味丸

熟地黄（一斤，用八两汁水煎汁，去渣，将八两入汁内，煮烂捣烂入药），怀山药（四两，炒微黄色），牡丹皮（四两，焙），白茯苓（三两，人乳拌透，晒干焙），山茱肉（去核，四两，酒拌蒸，晒干，焙），泽泻（二两，淡盐水拌，晒干炒），五味子（二两，每个铜刀切作两片，蜜酒拌蒸，晒干，焙燥），牛膝（三两，淡盐酒拌炒），肉桂（取近里一层有油而滋润甜极者，一两五钱，即入药，勿出气，不见火），制附子

冯兆张

（一两五钱，切薄片，微火焙）。为末，用熟地捣烂入药，加炼蜜，杵好，簇手丸，晒干。藏瓷器瓶中，每早空心淡盐汤送服四钱，随后进服煎剂，使阳藏而阴以秘之也。(《冯氏锦囊秘录·杂症大小合参·锦囊治疗方论》)

【按】八味丸是在六味地黄丸的基础上，加附子和肉桂两味中药。本方即八味丸加五味子、牛膝，功能补肾壮阳，滋阴摄纳，临床上可用于身体虚弱、精神疲乏、腰腿酸软、头晕目眩、肾亏精冷、性欲减退、夜多小便、健忘失眠等证。

4.养心育脾和肝清肺滋肾补荣益卫膏滋丸

嫩黄芪（同人参补气以为君，使阴从阳长，令无形生出有形）四两，蜜水拌炒；当归身（养血宜血，使荣分调和，从气生发以为臣）三两，酒拌炒；酸枣仁（赤色象离，香气入脾，酸性入肝，故能宁心益肝，兼养脾土，当归共剂，则当归养三脏之血，而枣仁益三脏之气，用以为臣）五两，炒熟，临煎捣碎；熟地黄（重浊象地，甘温养阴，既滋天一真水，复润诸经燥槁，且同白术共剂，则白术补脾元中气，以存土德之燥性，熟地滋脾阴，柔润以助土德之化育，一燥一润，土得为万物之母亦以为臣）六两，铜刀切片；鸡腿白术（馨香和平，得天地之正气，甘温气雄，补脾元之中气，书赞术云：味重金浆，芳逾玉液，百邪外御，六腑内充，察草术之胜，速益于已者，并不及术之多功也。更欲其润，以乳拌之，且与熟地、白芍共剂，则熟地既专功壮水，复滋脾土矣。白术专补脾家之阳，白芍专补脾家之阴，使土强而不燥，则湿润化育之功可得矣。用以为臣）四两，人乳拌透，晒干，炒黄；远志肉（抱心而色黄，故能宁养心神，因生脾土，味辣而兼淡，故能祛逐浊阴，真精乃生，辛散痰涎，使心舍虚灵不昧，下济肾气，使真精藏固无遗，用以共剂心、肾、脾三经之药，彼此互效成功，故用以为佐）二两，先用甘草煎取浓汁，去甘草入远志在内，煮去辣水，晒干用；制麦冬（肾为先天，脾为后天，故脾肾两经并宜，相须补益矣。然虚则补其母，母强得以生子也。虚则补其子，子虚恐窃母气也。且水亏金愈燥，金一燥而水愈亏，子母失相生相顾之义矣。故同熟地、白术共剂，则上可以承母气而不窍，下可以生子气而有余，但性略寒润，不能脾肺两兼，故用老米拌炒，去其弊而存其功，两经俱受其益矣。亦用之以为佐）三两，用炒黄老米同炒燥，去米；白芍药（甘寒入脾，酸敛入肝，既佐当归以和肝荣，复佐白术以养脾阴，赞助之功，得力补益之势益彰，用以为佐）二两四钱，蜜酒拌炒；杜仲（前药既已大补营卫于中矣。然气血既充于里，可不令其运行经络，使其筋骨强健乎？且五脏既盛，可不令其输归于肾乎？故用杜仲，且能运行补益筋骨之间，复能接引诸药，深达至阴之所，且同续断更能调和补续于骨节之际，则身体轻强必矣）三两，酒拌炒；续断（熟地专补肾精，杜仲专补肾气，且调补于筋骨之间，续断专调理于骨节之内，相须并用，骨节经络之间，并受其益，用以为使）三两，酒拌炒；明牛膝（引诸药强壮下元，且使浊阴下降，则清阳自能上升，但恐走下太速，酒蒸缓之，故用以为使）三两，酒拌蒸，晒干，焙；莲子（清心而补心，健脾而固肾，煎汤和剂，则诸药功效更臻）。

上用莲子二斤，去心、衣，清水煎汁，三十余碗，去莲肉，入前药，煎取头二汁，滤去渣，熬浓膏，收入后三味，为细丸。

拣人参（峻补元神，功力既大，不寒不热，性味平和，故扶危救绝，诚能挽功于顷刻，而补虚益损，更能久服于常时，可阴可阳，随用俱捷，可寒可热，凭佐异功。今用以为君，和黄芪培元于表里，和归、术补益于阴阳，协枣仁以宁心，同熟地而滋肾，所向皆宜，五脏并益）五两，研极细末；白茯苓、茯神（苓、神共用，取苓之淡渗，佐白术以育脾。神能固守，佐枣仁以宁心。本一性二，功用便殊，并为佐）各三两，研极细末。三味共研极细末，和前膏为丸，临睡白汤送下四钱，或大丸细嚼津液送下，或白汤化服均可。（《冯氏锦囊秘录·杂症大小合参·锦囊治疗方论》）

【按】五脏之精华，输归于肾。肾所藏之精生于血，血少精何以生？而心主血，所以补肾还需养心，不但养心，更宜调和五脏，使五脏精气常盛，而肾家之充溢裕如。肾水与心火互为其根，阴阳互为其用，故谓水火既济，养荣益卫，五脏并滋，一补先天之不足，一助后天之发生。方中人参补虚益损，更能久服，用以为君；黄芪培补元气，归、术

冯兆张

· 165 ·

补益于阴阳，协枣仁以宁心，同熟地而滋肾，五脏并益，再以茯苓淡渗，共奏养心育脾，清肺滋肾，补荣益卫之功。

5. 溯源救肾汤

熟地（四钱），炒麦冬（一钱五分，去心，炒黄），炒黄白术（二钱），白芍药（酒炒，一钱），白茯苓（一钱二分），生杜仲（二钱），川续断（一钱五分），牛膝（二钱），姜炭（六分）。加灯心、莲子，水煎食前温服。如腹有微痛，加益母草一钱；如虚甚者，冲人参汤服。（《冯氏锦囊秘录·杂症大小合参·全真一气汤治疗方按》）

【按】产后气血中气大虚，所生疾病莫不乘虚而得。至于阴虚，自然发热身痛，自汗恶食，头疼口干，恶寒恶热等。故以此方壮水以及土金而从化源，专治脾肾之阴不足者，据冯氏自谓"屡投屡验，故名溯源救肾汤"。至于方中既用姜炭，又用灯心之因，系在补阴之药中加入灯心淡渗，以少泻浮阳之旺气，可补金水之不足。

6. 加味生化汤

当归（去芦三钱），川芎（一钱），桃仁（十三粒，不去皮、尖，捣），干姜（一钱，炒），牛膝（二钱），炙甘草（六分），红花（三分，酒洗），肉桂（去皮，六分，产前催生，虚人加人参三钱，产后去恶露减人参用）。加枣一枚，水煎。（《冯氏锦囊秘录·杂症大小合参·全真一气汤治疗方按》）

【按】生化汤原方只有当归、川芎、桃仁、炙草、黑姜五味，冯氏加牛膝、红花、肉桂三味，其效尤甚，对腹痛甚而恶露不行者，服之最妙，更可为催生之圣药，较于佛手散，为效既捷。

7. 十全补正汤

人参（一钱五分），炙黄芪（二钱），枣仁（二钱，炒研），当归（一钱二分，酒炒），白术（炒黄，二钱），白芍药（一钱二分，酒炒），白茯苓（一钱二分），生杜仲（二钱），川续断（一钱五分），牛膝（二钱），甜薄桂（八分）。加大枣二枚，水煎服。如心有浮热，再加灯心；如阴虚甚者，加熟地；如有外感去人参，加柴胡、生姜；如气滞加木香少许；如咳嗽，去参、芪，加炒麦冬；如右尺有力去薄桂；如肺脉洪大

去黄芪。(《冯氏锦囊秘录·杂症大小合参·全真一气汤治疗方按》)

【按】本方治疗五脏均伤,气血并补,主治心脾阳气不足,五脏气血并伤所致的自汗恶寒,身热,腰背疼痛,感冒时气,似疟非疟,劳伤发热等症。冯氏谓:"如有外邪乘虚而袭者,正气得此补助之功,自能互相法逐,而邪无可容之地矣。"

8. 固本十补丸方

熟地(八两,铜刀切块,酒水各半,煮烂捣烂入药),山茱萸肉(五两,酒拌蒸,晒干,炒),怀山药(六两,炒黄),白茯苓(四两,人乳拌,晒干,焙),淮牛膝(四两,淡盐酒拌,晒干,炒),厚杜仲(三两,淡盐酒拌,晒干,炒),鹿茄草(一具,拣饱满紫润者,去毛骨,锯厚片,切小方块,酥拌,炒松黄),北五味子(一两二钱,每个打扁,蜜酒拌,蒸,晒干,炒),制附子(一两五钱,切片,微火焙燥),上肉桂(一两五钱,临磨刮尽粗皮,不见火,不出气)。上各制度,共为细末,用熟地捣烂入药,加炼蜜,杵好为丸,每早空心淡盐汤送服五六钱,随进饮食压之。(《冯氏锦囊秘录·杂症大小合参·锦囊固本十补丸方按》)

【按】本方系冯氏自创的加味八味丸加减而成,方中地黄补益肝肾,山茱萸益肝固精,山药补脾而入肾,茯苓淡渗下趋,牛膝引药下行,肉桂补命门之真火,附子壮阳,五味子敛肺金而滋水,生津液而强阴,功专纳气藏源之用。减去泽泻以免久服伤阴之弊,加鹿茸峻补肾阳,杜仲坚强筋骨。冯氏常用此方温补以治下焦虚寒者,并谓"无鹿茸者,以治大人小儿肾元不足,脾胃虚弱者,较之八味获效尤胜"。

9. 冯氏煎膏子方

熟地(六两,切块),酸枣仁(三两,捣碎,炒熟),当归身(二两,酒拌,晒干,炒),鸡腿白术(四两,人乳拌,晒干,炒黄),白芍(一两五钱,蜜酒拌,晒干,炒),白茯神(二两四钱),远志肉(去心,甘草煮透,晒干,一两五钱),怀牛膝(二两,酒拌,晒干),五味子(一两,捣碎),麦门冬(去心,二两,用老米同拌,炒黄),肉桂(临煎去尽粗皮,八钱)。上先用建莲子,去心、衣,二斤,入清水煎取头

冯兆张

· 167 ·

汁，二汁，去莲子，入前药，煎取头汁，二汁，滤去渣，慢火炼成极浓膏滋，入前药细末为丸。(《冯氏锦囊秘录·杂症大小合参·锦囊固本十补丸方按》)

【按】冯氏谓"此方上补君火以生阳明胃土，下补相火以补太阴脾土，既补火以生土，复补水以滋土，则土自得化育之功"。他认为阳明为湿润之土，"此土有用，若成燥裂之土，则为无用之土。在人为病，即燥涩膈噎是也"。心气下降，肾阴上交，肺得清肃下输，金水相生不竭，肝血既充，肾阴愈足，木既向荣，土不受克脏腑相生，精神自长，阴精自能上奉，故为健脾补肺益肾之良方。

陈士铎

一、生平简介

陈士铎，字敬之，号远公，别号朱华子，又号莲公，自号大雅堂主人，明末清初浙江山阴（今绍兴）人。其生卒年月未见记载，据其医书推测，约出生于明天启七年（1627），卒于清康熙四十年（1701），但其后裔依据其家族所传的《山阴陈氏修续谱》，认为他生于康熙四年（1665），卒于乾隆十一年（1746），享年81岁。嘉庆八年（1803）《山阴县志》记载："陈士铎，邑诸生，治病多奇中，医药不受人谢，年八十卒。"陈氏自幼习儒，屡试不第，而对科举产生厌倦，致力于游历。他在《本草新编·凡例》自述："铎少喜浪游，凡遇名山胜地，往往探奇不倦，登眺时，多逢异人，与之辩难刀圭，实能开荡心胸，增益神智，苟有所得，必书笥中。"《辨证录·凡例》中提到："祖父素好方术，遗有家传秘本。"他少时就视祖父遗传的"医药方剂"为家珍，《本草新编·序》记录："吾弟子陈远公，实有志未逮，丁卯（1687）失意，肆志轩岐学。"随着年龄增长，他对医学理论研究日益深入，并曾多次上京逢"异人"传授，医学造诣日益精湛。他上探典籍之奥，博采诸家之长，通过临床实践，擅长归纳总结，喜爱著书立说，著有《石室秘录》《辨证录》（附《脉诀阐微》）等，堪称著述等身。

二、医著选介

陈士铎一生勤于著述，力求深广，在医理脉法、临床各科、方药本草等方面均有专著，理法方药俱全，自成体系。

陈士铎名下著作，据嘉庆八年（1803）《山阴县志》记载及《洞天奥旨》陈氏曾孙乾隆五十五年（1790）跋，共有《内经素问尚论》《灵枢新编》《外经微言》《本草新编》《脏腑精鉴》《脉诀阐微》《石室秘录》《辨证录》《辨证玉函》《六气新编》《外科洞天》《伤寒四条辨》《婴孺证治》《伤风指迷》《历代医史》《琼笈秘录》《黄庭经注》《梅花易数》等18种。但"惜其所著，多所沦没"，现今存世的仅有《脉诀阐微》《本草新编》《外经微言》《辨证奇闻》《石室秘录》《辨证录》《洞天奥旨》《辨证玉函》《辨证冰鉴》9种，其中《辨证冰鉴》（晚出）与《辨证录》同书而异名，所以实为8种。

诸书成书时间不确，根据各自序文，大致可知成书顺序为《石室秘录》《辨证奇闻》《辨证录》《辨证玉函》《洞天奥旨》《脉诀阐微》《本草新编》《外经微言》。其中《外经微言》阐述医理，《脉诀阐微》讲述脉法，《本草新编》言组方理论及本草功效，《洞天奥旨》系外科专著，《辨证录》《辨证玉函》《辨证奇闻》《石室秘录》均为杂病专著。诸书中以《石室秘录》《辨证录》《洞天奥旨》三者流传最广，版本较多。

1.《辨证录》

《辨证录》，又名《辨证冰鉴》，是《辨证奇闻》的增删本，最佳版本为乾隆十二年（1747）喻义堂刊本（即《清史稿·艺文志》著录者），共14卷（末附《脉诀阐微》），126门，77证。卷1～10为外感及内伤病症，卷11、12为妇科病症，卷13为外科病症，卷14为儿科病症。每一病症先述症状、病机，而后立法、处方，最后详述配伍原理。每一证除主治方外，另有附方于后以备参考。

全书以脏腑五行生克立论，特点为详于辨证而略于辨脉，其论理虽多别出心裁，但亦颇为中肯，处方用药亦有颇多可取之处，具有很高的临床价值。

《辨证录》最早的本子为雍正三年（1725）年希尧刻本，已不存。现有乾隆十二年（1747）喻义堂刻本、嘉庆二十二年（1817）郭淳章文诚堂刻本（称《增补辨证录》）、道光二十六年（1846）贵州王发越重刊本等。另有一种 12 卷本，术附《脉诀阐微》，书末有楼庆昌跋，无十三卷外科与十四卷幼科，亦题喻义堂藏板，此乃后世重印者删而为之。又有后世重刻而易其名为《伤寒辨证录》者，有年希尧刻书序，喻义堂藏版，与乾隆十二年喻义堂刊本行款内容相同，当是后人重印时所增，并删去黄序，主要有光绪六年（1880）文奎堂、光绪三十年（1904）两仪堂刊本。

2.《石室秘录》

《石室秘录》，共 6 卷，分为礼、乐、射、御、书、数六集，前五集每集以治法为目，共计 128 法，每种治法下，多从病症、理法、方药等方面展开论述，其中书集还附有"伤寒相舌秘法""雷真君十七论"及儿科治法等。数集下分伤寒、中寒、中暑、水湿、热症、燥症、内伤等 7 门病症以及血症、腹痛等 16 种杂症。

本书在《内经》基础上，对中医基础理论如阴阳、五行、气血、命门等学说多有阐发，所载的 128 法大多为对治法，如正医法与反医法、男治法与女治法、王治法与霸治法、肥治法与瘦治法等。这些立法从多个角度阐发了疾病的诊疗思路，颇具理论指导价值与临床借鉴意义。

《石室秘录》初刻于康熙年间，金以谋康熙二十八年序，是该书初刻时所作。今存世的本子有康熙间经元升刊本、本澄堂刊本、明德堂刊本、三元堂刊本、金玉楼刊本、青云楼刊本，雍正八年（1730）广陵萱永堂刊本，嘉庆三年（1798）崇文堂本、菁华堂本，光绪间《石室秘录》《洞天奥旨》合刻本以及民国石印本多种、新中国成立以来排印本等。其中称康熙本者，均无明确刊刻年代，刻工亦粗，著录者根据序文而定其年代，恐非康熙原本。另有清广陵温热派名医闵纯夫的删节本，其中对原书方剂的药量做了删节，已非原书之旧。

陈士铎

3.《洞天奥旨》

《洞天奥旨》，共 16 卷（术后附"劝医六则"）。卷 1～4 总论疮疡痈疽；卷 5～13 分论 157 种病症；卷 14～16 分别为奇方上中下，共载 281 方。据本书自序，除"岐伯天师"所传外，同时收录家传方与古今验方。

陈氏在治疗疮疡痈疽时重视火毒病机，善用阴阳辨证，力主内治，反对轻用外治，形成了一套完整的诊疗体系。同时其组方用药亦值得借鉴和运用，对现今中医外科学仍有很大的指导意义。

《洞天奥旨》今存康熙三十六年（1697）陶式玉序，陈士铎自序称康熙甲戌，但是否有康熙刊本今已不得详考。现有最早的版本为清乾隆五十五年（1790）大雅堂本，此外还有嘉庆间聚贤堂本、纬文堂巾箱本，光绪间善成堂本，以及清末、民国间石印本数种。其中以大雅堂刊本为最善。

4.《本草新编》

《本草新编》，共 5 卷，分别为宫、商、角、徵、羽五集。卷前载凡例十六则、劝医六则、七方论、十剂论、辟陶隐居十剂内增入寒热二剂论、辟缪仲醇十剂内增升降二剂论等内容。全书以药为纲，共收录272 味药物。每味药先总论性味、归经、功用等，而后多以设问的形式来阐述药理、配伍、组方、治法等，并多夹以释疑。

《本草新编》阐发七方十剂的组方规律，在论述具体药味时颇多创新，尤其对于人参、熟地、白术、金银花等药物的阐发为人称道，对后世有较大影响。

《本草新编》初刻于康熙三十年（1691），此书流传不广，存世甚少。《中医图书联合目录》著录有康熙间刻本、日本宽政元年东园松田义厚刻本等。康熙刻本今存北京军事医学科学院图书馆，仅三卷。其中第一、二卷为原刻本，第三卷为抄补本。日刻本今藏天津市图书馆，原刻只存一卷，余四卷则是据康熙本抄配。1982 年山西科学教育出版社出版《本草秘录》，系《本草新编》别称，是据山西省黎城县王淑田家藏抄本经何高民先生整理后刊行，错讹甚多。又中国科学院图书馆藏

《本草新编》抄本一种，全书一函八册，不分卷次，各卷内容均不全。

5.《外经微言》

《外经微言》是陈士铎晚年在医学理论上集大成的著作。9卷，每卷9篇，共81篇专题论述，正合《黄帝内经素问》篇数。其中卷一论述养生、天癸、月经、子嗣、寿夭等；卷二论述经络终始、标本顺逆；卷三、四、五论述五行生克、脏腑气化；卷六、七论述五运六气、四时八风；卷八论述伤寒、温疫；卷九论述阴阳寒热等。

《外经微言》是一部不可多得的中医理论性著作，81篇专题论述各有特色，分别从不同角度阐发了《内经》的理论。陈士铎灵活运用五行学说和脏腑气化学说，创五行生克之变新说，在传统五行生克学说基础上提出了生中克、克中生、生不全生、克不全克、生畏克而不敢生、克畏生而不敢克等六种生克变化，在《外经微言》肺金、肝木、肾水、心火、脾土、胃土、包络火、三焦火、胆木、膀胱水、大肠金、小肠火等十三篇专门论述五脏六腑的生克关系和宜忌常变的原理以及脏腑病变的治疗原则，将《内经》的基础理论和临床的辨证法则熔为一炉。另外，《外经微言》对《内经》的经络学说及六气学说等论述都有所阐发，并从安心、守神、保精等方面较全面地阐述了养生之道，与《内经》中有关养生的经义可谓相得益彰。

《外经》之名首先于《汉书·艺文志》，其书已佚。《外经微言》现仅存清嘉庆二十年静乐堂抄本，为海内孤本，1980年由天津市中医药研究院职延广等在整理古医籍过程中发现，该抄本前无序，后无跋，封皮残缺，印章亦模糊难辨，现藏天津市卫生职工医学院图书馆，后有中医古籍出版社影印本。

三、学术观点与诊治经验

（一）学术观点和特色

陈士铎是一位富有创新精神、大胆感言的中医理论家、临床家。他提出"阴阳颠倒说""五行生克之变说",是对传统阴阳五行学说的补充发展,也是他认识世界、解构人体生理与疾病病理并进行辨证论治的指导思想。五行生克之变在他的全部著作中运用非常普遍,是其辨证论治的理论根基与精髓。此外,他提出的"六脏七腑新论""辨胃为肾之关"等,丰富了中医脏腑理论,在此不再赘述,本书仅阐述陈士铎在温补学说上的学术观点和特色。

1. 推崇赵氏命门学说

命门一词,见于《黄帝内经》有六处,都是指两目。《难经》始有"左为肾,右为命门"的说法。陈士铎宗赵献可的命门真水真火说,十分重视命门在生命活动中的作用,提出命门为十二经之主,五脏六腑十二经脉无不禀命门之火气而生生不息,有此火十二经始得生化之机。如《外经微言》中有《命门经主篇》《小心真主篇》《命门真火篇》《命根养生篇》等四篇专门论述这个问题。《命门经主篇》载:"雷公问于岐伯曰:十二经各有一主,主在何经?岐伯曰:肾中之命门,为十二经之主也。……十二经非命门不生,正不可以生克而拘视之也。故心得命门而神明应物也,肝得命门而谋虑也,胆得命门而决断也,胃得命门而受纳也,脾得命门而转输也,肺得命门而治节也,大肠得命门而传导也,小肠得命门而布化也,肾得命门而作强也,三焦得命门而决渎也,膀胱得命门而畜泄也。是十二经为主之官,而命门为十二官之主,有此主则十二官治,无此主则十二官亡矣。"《命门真火篇》载:"命门,火也。无形有气,居两肾之间,能生水而亦藏于水。……命门为十二经之主,不止肾恃之为根,各脏腑无不相合也。少师曰:十二经皆有火也,何藉命门之生乎?岐伯曰:十二经之火皆后天之火也,后天之火非先天之火不化。十二经之火得命门先天之火则生生不息,而后可转输运动变化于无穷,此十二经所以皆仰望于命门,各倚之为根也。……命门为主,前人未言何也?岐伯曰:广成子云:窈窈冥冥,其中有神,恍恍惚惚,其中有气。亦指命门也,谁谓前人勿道哉。且命门居于肾,通于任督,更与丹田神室相接,存神于丹田,所以温命门也,守气于神室,所以养命门也。修仙之道,无非温养命门耳。命门旺而十二经皆旺,命门衰而

温补学派

十二经皆衰也。命门生而气生，命门绝而气绝矣。"其中假借岐伯之口来阐述命门在人体生理上的重要性。

命门，即先天之火，此火无形，而居于水之中。有形之火，水之所克；无形之火，水之所生。火之克水，乃有形之水；火之生水，乃无形之水。然而无形之火，能生无形之水，故火不藏于火，而转藏于水。命门之火为阳火，是一阳陷于二阴之间。人之所生，先生命门，而后生心。此火宜补而不宜泻，宜于水中以补火，尤其宜于火中以补水，使火生于水，而还藏于水。倘若日用寒凉以伐之，则命门之火微，又如何能生养十二经。所以，必用温补以养先天无形之气，能使此气不衰，则生机不绝。陈士铎温补命门，最常用的药物是附子、人参和肉桂，在《本草新编》中论之详备。

2. 深刻认识心肾相交

心在五行属火，位于胸中，为阳中之阳，其生理功能为主血脉和主藏神。肾在五行属水，位于腰部两侧，为阴中之阴，其生理功能为主藏精、主水、主纳气。中医学理论认为心与肾之间在生理上密切相关，心肾相交是五脏之间一种重要的生理机制。心肾相交主要包括水火既济、精神互用、君相安位。首先，陈氏认为心肾水火间虽看似相克相畏，但实则相生相济。他指出邪水克火而真水养火，心中之液即肾内真水。肾之真水旺，而心火安；肾之真水衰，而心火沸。心肾交而水火既济，心肾开而水火未济。其次，陈氏指出心肾交济与否涉及肝胆、胞胎以及心包络，三者为心肾交接之通路，而其中肝胆尤为关键。肝居于心肾之间，肾水润而肝不燥，肝血旺而心不枯，心欲交于肾，而肝通其气，肾欲交于心，而肝导其津。胆为少阳，位于半表半里，为心肾交接之会。心气由少阳以接于肾，肾气亦由少阳以交于心。胞胎上系心而下连肾，往来心肾之间而接续水火。心欲温肾，肾欲润心，皆先交心包以通之。而其中心肾之交虽胞胎导之，实肝木介之，肝胆气郁，胞胎上交肝胆，不上交于心，则肾之气亦不交于心。心肾之气不交，各脏腑之气抑塞不通，肝克脾，胆克胃，脾胃受克，失其生化之司，即不能滋于心肾。最后，心肾不交亦可反过来影响胞胎及心包络。若心肾不交，而女子处于

陈士铎

月经期，则胞胎之血两无可归，心肾二经之气不来照摄，听其自便，血则不走小便而走大便。同时若肾水少衰，而心又分其水气，肾且供心火之不足，则不能分余惠以慰心包。现就陈士铎"心肾相交"理论于临床上的应用举例如下：

如治不寐，症状为忧愁后终日困倦而不得眠，病机为肝气燥。陈氏认为，人忧愁后则会气郁，气郁日久则肝气不舒，而后耗肝血。肝血不足则上不润心，下则耗肾，肾水干枯又不能养肝木，至此则心肾不交。治法应为补肝血、益肾水。方用玄参一两、熟地一两、当归一两、白芍一两、菖蒲三分、柴胡三分。其中芍药和当归滋肝血、平肝气，熟地补肾水，玄参去心火之炎，柴胡、菖蒲解肝郁并引诸药入心。

如治夜不能寐，症状为辗转反侧而卧不安，少睡即惊醒，再睡则如人捉拿，陈氏认为此为胆怯。胆为少阳，位于半表半里之间，心肾交接之会。心气由少阳交于肾，肾气由少阳交于心。胆气虚则心肾不交，心肾不交则胆气愈虚。治法为肝胆同补，以肝胆相表里，补肝即补胆。方用炒枣仁一两、白芍一两、远志五钱。其中白芍入肝胆，远志和炒枣仁入心亦入胆，三药又同时入胆经。

如治疗妇女便血，症状为经前一日大便出血，陈氏认为此为经入大肠。他指出胞胎上通心而下通肾，心肾不交，则胞胎之血两无可归，同时心肾二气不来照摄，血则不走小便而走大便。治疗上若单止大便血则愈止愈多，若单安胞胎则胞胎之气无所归，血又无法归经。故正治法为大补心肾，心肾相交则胞胎之气不散，大肠血则不妄行，方用：熟地五钱、麦冬五钱、白术五钱、当归五钱、白芍五钱、升麻四钱、人参三钱、荆芥三钱、山茱萸二钱、巴戟天一钱。上方大补心肾，同时补肝，因肝为肾子和心母，补肝则上引心入肾、下则引肾入心。

陈士铎对心肾相交的认识可谓具体而深刻，尤其是明确指出了心肾相交的三条通路：肝胆、胞胎以及心包络，启示心肾不交除与心肾有关外，亦可能是三条通路的原因，从而扩大了临床诊治心肾不交相关疾病的视野。

3. 重视温补临床运用

陈士铎重视温补的思想，一是基于他对生命发生之本源的认识。天地万物乃无形生有形，《外经微言·阴阳颠倒》篇言："至道无形而有形，有形而实无形，无形藏于有形之中，有形化于无形之内，始能形与神全，精与神合。"在人则是"气无形，血有形，无形化有形，有形亦能化无形也。……精虽有形，而精中之气正无形也。无形隐于有形，故能静能动，动则化耳"(《外经微言·媾精受妊》)。所以，他特别重视人身命门真元之气。并提出要使无形之气不衰，唯用温补而已。二是受薛己、赵献可、张介宾等医家的命门、元气学说影响，在学术上一脉相承。最能体现他温补思想的，就是对肾、肝、脾三脏在生命活动中的作用认识，以及对命门和肾、肝、脾三脏的调理。如《外经微言·肝木》篇云："肝属木，木非水不养，故肾为肝之母也，肾衰则木不旺矣。是肝木之虚，皆肾水之涸也。"如果肝气自郁，则"必下克脾土，制土有力，则木气自伤，势必求济肾水，水生木而郁气未解，反助克土之横。土怒水助，转来克水，肝不受肾之益，肾且得土之损，未有不受病者也"。《肾水》篇又说："肾属水，先天真水也。……肾交肺而肺益生肾，则肾有生化之源，山下出泉涓涓，正不竭也。肾既优渥，乃分其水以生肝，肝木之中本自藏火，有水则木且生心，无水则火且焚木，木得水之济，则木能自养矣。木养于水，木有和平之气，自不克土，而脾胃得遂其升发之性，则心火何至躁动乎，自然水不畏火之炎，乃上润而济心矣。……五脏有脏火，七腑有腑火，火到之所，同气相亲，故其势易旺，所异者，水以济之也。而水止肾脏之独有，且水中又有火也，水之不足，安敌火之有余，此肾脏所以有补无泻也。"《脾土》篇又云："脾土之父母，不止一火也。心经之君火，包络、三焦、命门之相火，皆生之。然而君火之生脾土甚疏，相火之生脾土甚切，而相火之中，命门之火尤为最亲。少师曰：其故何欤？岐伯曰：命门盛衰即脾土盛衰，命门生绝即脾土生绝也。盖命门为脾土之父母，实关死生，非若他火之可旺可微、可有可无也。"他还以五行生克的理论来说明脏腑间的相互关系，其中尤其注重肝、脾、肾三脏在生命活动中的作用。强调肝之虚实与肾

陈士铎

的关系最为密切，脾土的生化赖于命门之火，肾有补无泻，补肾必于火中补水等。所以，用药须以温补为先，临证也每每体现了这种思想。如《本草新编·凡例》明确提出"气运日迁，人多柔弱，古方不可治今病者，非言补剂也，乃言攻剂耳。故所登诸品，补多于攻"，这正是他好用温补的思想基础。如《石室秘录·急治法》说："凡人有气喘不得卧，吐痰如涌泉者，舌不燥而喘不甚，一卧则喘加，此非外感之风邪，乃肾中之寒气也。盖肾中无火，则水无所养，乃上泛而为痰，将胃中之水，尽助其汹涌之势，而不可止遏矣。法当用六味丸汤，加附子、肉桂大剂饮之，则肾宫火热，而水有所归。水既归宫，喘逆之气亦下安而可卧。凡人之卧，必得肾气与肺气相交，而且河车之路平安无奔逆也。方中补其肾火，何以安然能卧？不知肾为肺之子，子安则母亦宁，肺金之气可归于肾宫，以养其耗散之气矣。此所以补肾火，正所以养肺金也，况六味丸全是补肾水之神剂乎，水火同补，而肺金更安，肺肾相安，有不卧之而甚适者乎。"

　　陈士铎的温补思想受到后世一些医家非议。如成书于康熙辛丑年（1721）《医权初编》（清·王三尊著）评价《石室秘录》说："《石室秘录》一书，乃从《医贯》中化出。观其专于补肾、补脾、补肝，即《医贯》之好用地黄汤、补中益气汤、枳术丸、逍遥散之意也。彼则补脾肾而不杂，此又好脾肾兼补者。虽然，此乃读书多而临证少，所谓文字之医是也。……总之，治久病及大虚之症则可，治新病及实多虚少者则不可。治直中阴寒则可，治传经外感则不可。治内伤劳倦则可，治内伤饮食则不可。种种治法，不过一补而已，何医道之易易哉。可知是书终为纸上谈兵，观之者，明其理而缓其用可也。"此评说陈氏好用温补，这是事实，但也并非一味用之，而称其为文字之医，则不免过激。陈士铎上承家学，三世业医，其所记者，多是临证经验，只不过其立论独特，不能被某些医者所能理解而已。需要指出的是，赵献可所撰《医贯》，发明《薛立斋医案》之说，以命门真水真火为主，以八味丸、六味丸二方通治各病。陈士铎同乡前辈张景岳也重视先天元气，推重温补，倡"阳非有余，真阴不足"论，治疗着重于补益真阴、元阳。制大补元煎、左归饮、右归饮等新方。陈士铎受赵献可、张景岳等影响，亦重命门先天水火，用药偏于温补，正是其一脉相承之处。

（二）诊治经验

1. 用药独到，大方重剂

陈士铎组方用药的特点，善用大方，且用量偏大。他的这种特点，源于他对"七方"中"大方"的独特理解。七方即大、小、缓、急、奇、偶、复，其概念来源于《内经》，并成为后世医家指导组方的理论。《本草新编·七方论》中专论"大方"时说："大方者，非论多寡，论强大耳。方中味重者为大，味厚者为大，味补者为大，味攻者为大，岂用药之多为大乎。虽大方之中亦有用多者，而终不可谓多者即是大方也。"又说："或疑大方不多用药，终难称为大方，不知大方之义，在用意之大，不尽在用药之多也。"以温补法为例，其用参之多以为君，而不在用白术、茯苓之多以为臣使。如《石室秘录·反医法》治病发狂如见鬼之"祛狂至神丹方"。方用人参一两、白术一两、半夏三钱、天南星三钱、附子一钱，大剂灌之。治中风不语者，以人参一两、天南星三钱、生半夏三钱、生附子一个，名为三生饮，急灌之。并解释说："方中妙在用人参至一两，始有力量。否则，少用反为痰邪所使，又安能助制附子以直荡群妖哉。……三生饮妙在用生人参一两，同生附、半夏、南星祛邪荡涤之药，驾驭而攻之。譬如大将登坛，用虎贲之士，以扫荡群妖，必能活生人于杀人之中。"此皆大方之类。由此可见，陈氏治病，乃因证设方，大小缓急，各得其宜而已。如《辨证录·凡例》中说："二师所传诸方，与鄙人所采诸法，分两有太多过重之处，虽因病立方，各合机宜，然而气禀有厚薄之分，生产有南北之异，宜临证加减，不可拘定方中，疑畏而不敢用也。……是编方法，亲试者十之五，友朋亲串传诵者十之三，罔不立取奇验，故敢付梓告世。然犹恐药有多寡轻重，方有大小奇偶，又将生平异传诸方，备载于后，便世临病酌用也。"

2. 擅用小方，单药对药

陈士铎不仅善用大方，也擅用小方。他常用单味药或对药来治病，

陈
士
铎

而且用量也是根据病情可大可小。如他对奇方的解释说："盖奇方者，单方也。用一味以出奇，而不必多味以取胜。药味多，未免牵制，反不能单刀直入。凡脏腑之中，止有一经专病者，独取一味而多其分两，用之直达于所病之处，自能攻坚而奏功如神也。……用白术一味以利腰脐之湿也，用当归一味以治血虚头晕也，用川芎一味以治头风也，用人参一味以救脱救绝也，用茯苓一味以止泻也，用菟丝子一味以止梦遗也，用杜仲一味以除腰疼也，用山栀子一味以定胁痛也，用甘草一味以解毒也，用大黄一味以攻坚也，用黄连一味以止呕也，用山茱萸一味以益精止肾泄也，用生地一味以止血也，用甘菊花一味以降胃火也，用薏仁一味以治脚气也，用山药一味以益精也，用肉苁蓉一味以通大便……。以上皆以一味取胜，扩而充之，又在人意见耳。"（《本草新编·七方论》）再如对偶方的解释，说："偶方者，重味也，乃二味相合而名之也。……二味合而成方者甚多，吾不能悉数，示以成方，不若商以新方也。人参与当归并用，可以治气血之虚。黄芪与白术同施，可以治脾胃之弱。人参与肉桂同投，可以治心肾之寒。人参与黄连合剂，可以治心胃。人参与川芎并下，则头痛顿除。人参与菟丝并煎，则遗精顿止。黄芪与川芎齐服，则气旺而血骤生。黄芪与茯苓相兼，则利水而不走气。黄芪与防风相制，则去风而不助胀。是皆新创之方，实可作偶之证。至于旧方，若参附之偶也，姜附之偶也，桂附之偶，术苓之偶，芪归之偶，归芎之偶，甘芍之偶，何莫非二味之合乎。临证裁用，存乎其人。"（《本草新编·七方论》）其他如白术与车前相伍名"分水神丹"，牵牛与甘遂相伍名"消水神方"，银花与当归相伍疗口舌生疮等。这些是陈士铎对奇方、偶方的新创之解。

3. 组方用药，屡创新奇

陈士铎除了在组方理论上敢于提出自己的观点以外，在用药方面亦充满创新性。他不拘成法，不墨守成规，组方用药可以用"新""奇"二字概括。即观点新、方法奇。但他的这种新奇，又无不以辨证为指导。如他在《洞天奥旨·自序》中说："病已成而后药之，必非轻小之剂可药也；乱已成而后治之，必非因循常法可治也。"下面仅举他对温补药中人参、附子、熟地三药的应用，即可以看出他在用药方面的特点。

　　陈士铎诸书中，用人参次数多且敢用大量。次数多，是因为他崇尚温补；量大，也是根据病情的需要而定。《本草新编》中对人参的论述最为详细："世人止知人参为脾、肺、心经之药，而不知其能入肝、入肾。但肝、肾乃至阴之经，人参气味阳多于阴，少用则泛上，多用则沉下。"临证可以用人参至两许，使其能下达病源，补气以生肾水。人参不仅用于补虚，而且广泛应用于痰症、阳明火热、癫狂、难产以及某些外科恶症等。经统计，《辨证奇闻》中有391方，用人参的方占21%；《石室秘录》227方，用人参的方占40%；《洞天奥旨》93方，用人参的方占20%。在这些方中，人参用量在一两以上的接近半数，最多的用到四两，如治背痛的"定变回生汤"。最少的用一钱，如治阳症痈疽的"败毒圣神丹"等。《辨证奇闻·中风》25首方中，有20首方中用人参，用量多在一两以上。陈氏认为"中风之症，纯是气虚，而气虚未有不生痰者"，并强调"中风等症，非大加人参以祛驾其邪，则痰不能开，而邪不能散。方中妙在用人参至一两，始有力量，否则，少用反为痰邪所使，又安能助制附子以直荡群妖哉"。又如《石室秘录·逆医法》中治肾虚喘逆的"安喘至圣丹"，人参用至一两，并配牛膝、熟地、山茱萸等。并解释此方"妙在用人参至两许，使能下达病源，补气以生肾水"。治疗肥人多痰者，亦常重用人参，配附子、肉桂。陈士铎用人参，主要立意在于补气。以气无形，无形可以生有形，所以他又称人参为气分之神剂。陈士铎强调人参入肝肾须与归、芍、熟地、山萸等同用。"欲其一味自入于肝肾之中，势亦不能。以人参入于补血补精之品内，使阴中有阳，精血易生"。对阳明热盛之证，亦可多用人参。白虎加人参汤用来治疗服桂枝汤后阳明热盛、气阴两伤之证。陈士铎指出："阳明之火势，最盛最急，若不以大剂退火之药与之，立刻将肾水烧干矣。然过用寒凉，必转伤胃气，胃气既伤，则胃火益盛。"(《石室秘录·大治法》) 因此，须多用人参以救胃气。原方石膏与人参的用量比为四比一，他则主张二者应并重："石膏用一两者，人参必须亦用一两，或石膏用至二三两，则人参断不可止用一两，必须多加为妙。"(《石室秘录·大治法》）又如《石室秘录·热症门》治阳明热盛的"火齐汤"，其中石膏用一两，人参用至二两，并解释说："予治阳明火盛，往往奏功如响者，人参同石膏兼用，而无偏重之势故耳。"（《石室秘录·大治法》）又治阳明病谵语而发潮热，用承气不大便，脉反变为微涩而弱。用人参一两、大黄一钱同煎，得大便而气不脱者即生。

在《本草新编》所收 272 味药物中，附子是陈氏少数用大篇幅阐述的药物之一。他认为附子"去四肢厥逆，祛五脏阴寒，暖脚膝而健筋骨，温脾胃而通腰肾，真夺命之灵丹，回春之仙药也。用之当，则立刻重生"。其机理为"附子无经不达，得其气而不必得其味，入于经而不必留于脏，转能补气以生气，助补血而生血，而不致有增火增热之虞，反成其健土关胃之效也"。他还批驳缪仲醇所谓"附子有毒论"，认为"缪仲醇之过慎，未必非全生之道"。以附子配人参为例，"人参得附子则直前，无坚不破；附子得人参则功成，血脉不伤。……然终不知人参与附子，实有水乳之合也"。

在《辨证录》126 门 700 余证中，应用熟地的方剂达 359 处之多，病症涉及内、外、妇、儿、五官各科，所用次数之多，所涉范围之广，无不体现出其善用熟地的特色。而这一特色，主要来源其对于熟地独特的认识。陈氏认为熟地味甘，性温、沉，阴中之阳，无毒，入肝肾二经，生血益精、长骨中脑中之髓。临床应用可由一两至八两。为此，陈氏驳斥了熟地腻膈生痰的说法，他认为熟地味甘而性温，与脾胃之性正相宜，且胃又为肾之关门，熟地不入胃即入肾，故不腻膈。同时，熟地不生痰而反消痰，还可开胃、利胆、行气。他指出痰有五脏之异，若痰出脾、肺，用熟地则助湿，若痰出心、肝、肾，则必用熟地。并举例，如人有吐痰如清水，用二陈汤化痰不效，转用八味地黄汤则立效。如人有朝夕吐白沫，日轻夜重，甚或不能卧倒，用六味地黄汤加重熟地、山茱萸，服数十剂即可治愈。他认为肾虚则胃弱，痰生于肾而成于胃；肾强则胃强，肾无痰则胃无痰。熟地大补肾中真水，真水上升于胃，胃中邪水难存，则积滞化而痰涎消。对于开胃，他举例如人有脾肾虚弱，水谷入腹，不变精而变痰，用地黄汤不仅痰消且胃口大开。他认为肾司胃之开阖，若肾中枯槁，全赖胃搬运水谷以济之。同时肾水不滋胃，则胃火翻腾。故熟地为胃肾所喜，肾虚可用熟地开胃。对于利胆，陈氏则指出胆虽附于肝，但胆汁必得肾水滋养，肾虚则胆虚，故可用熟地补肾以利胆。对于行气，陈氏则指出若肾水足，则胃中津液足，肾气足则胃气足，肾气升则胃气升，故可用熟地行气。由此，陈氏还提出了熟地临床应用的宜忌及具体配伍，即肾水亏及肾火沸腾可多用；脾土崩及胃喘胀宜少用或忌用。配伍上，与人参同用补心肾既济，与白术同用补脾肾亏损，与麦冬、五味同用滋肺肾，与白芍同用益肝肾将绝，与肉桂同用助命门火，与枣仁同用安膻中火，与地榆同用清大肠血，与沙参同用凉胃火，与元参同用泻阳明火，与龙眼肉同用治心肾亏损。其中熟地若为君必用至一二两，佐使药可用五钱或八钱，而肉桂最多用至三钱。此外，陈氏还提出妇人不论产前产后均可重用熟地，他指出产后妇人气血大亏，血犹不能速生，需补气生血，而熟地悉禀先天之气而生，加入佛手散中，则生血犹奇。若产后血晕，则可配伍人参、当归。陈氏对熟地的应用多有发挥，主要集中于补肾水。同时，陈氏之所以在临床中大量应用熟地，则源于其对先天水火的认识。他指出先天水火对五脏六腑的生成及运转起着决定性的作用，故水火一衰，则五脏六腑俱病。火生水而又藏于水，补火又必须于水中补之，故临床多用熟地补肾水。

四、原文选释

【原文】肾虚之嗽，更自难明，肺为肾之母，子母相恋，岂有相忌而作嗽之理？殊不知肺金之气，夜卧必归息于肾宫，所母藏子舍也。今肺金为心火风邪所凌逼，既无卫蔽劝解之人，又无去逐战争之士，束手受缚，性又不甘，自然投避子家，号召主伯亚旅以复其仇。子母关切，安忍坐视，自然统领家人腾上去邪，无奈强邻势大，贼众瞒天，而其子又国衰民弱，不能拒敌，逃窜披靡。肺金之母不得已，仍回己家，而肾宫子水，敌既未除，而家人星散，亦且民作为盗，不复仇而反助仇矣。

于是水化为痰，终年咳嗽而不能愈也。法当专补肾水，而兼益肺金之气，其症始可安然。然肾虚作嗽之症若何辨之？饮食知味，可饮可食，全无相碍，惟是昼轻夜重，夜汗则淋漓，或夜热之如火，或声嘶而口不干，或喉痛而舌不燥，痰涎纯是清水，投之水中而立化，或如蟹之涎，纯是白沫，皆肾虚咳嗽之症也。……方名水金两治汤。此方奇绝，补肾，补肺，而又加去火之剂，使骨髓之虚火皆安，又何虑外邪之相犯。肾中不热，则水气相安，自然化精而不化痰。况方中又有薏仁、车前以利其膀胱之气，分消败浊，而精益能生，非漫然而用之也。愿人加意吾方，以治肾虚之咳嗽，又奚至经年累月受无穷之累哉？

　　水金两治汤

　　熟地一两，山茱萸五钱，麦冬一两，北五味三钱，车前子三钱，薏仁一两，元参三钱，地骨皮五钱，牛膝二钱，水煎服。（《辨证玉函·咳嗽》）

　　【阐释】肺属金，肾属水，金水相生。肾水久亏不能上交于心，心火亦不能下交于肾，心火必灼伤肺津，致津亏肺虚而作咳。肺为肾母，肺金受伤，肾水往上蒸腾，想要帮助肺金祛邪，奈何肾水不足，反而被肺中之火蒸化为痰，以致终年咳嗽。表现为饮食知味，可饮可食，咳嗽昼轻夜重，夜汗淋漓，夜热如火，声嘶而口不干，喉痛而舌不燥，痰涎清水或白沫，治以肺肾同补，去火分消。

　　【原文】人有久咳而不愈者，口吐白沫，气带血腥，人以为肺经之湿也，而不知实肺金之燥。苟肺气不燥，则清肃之令下行，而周身四达，何处非露气之下润乎！不特肾水足以上升而交于心，亦且心火下降而交于肾，不传于肺矣，心火既不传于肺金，曾何伤燥之虑哉？惟其肺气之先已匮乏，高原之水无有留余之势，而欲下泽之常盈，以上供于肺金之用，此必不得之数也，治法自宜专润肺金之燥矣。然润肺金之燥，而肾火上冲，则肺且救子之不暇，何能自润？此肺肾必宜同治也。方用子母两富汤：

　　熟地二两，麦冬二两，水煎服。

　　连服四剂而肺金之燥除，肾火之干亦解。譬如滂沱大雨，高低原隰，无不占足，既鲜燥竭之虞，宁有咳嗽之患。倘失此不治，或治而不补益其肺肾，转盼而毛瘁色弊，筋急爪枯，咳引胸背，吊疼两胁，诸气膹郁，诸痿喘呕，嗌塞血泄种种危候，相因俱见矣，又用何药以救其焦枯哉？

此症用夜露饮亦妙：熟地、麦冬、芡实各一两，山茱萸五钱，贝母五分，水煎服。十剂全愈。（《辨证录·咳嗽门》）

【阐释】此证与水金两治汤所治久咳症状与病机均有所不同，子母两富汤所主久咳，症状比较单一，以"口吐白沫，气带血腥"为主，系肺金燥所致，但上热之象并不明显，反而是肾水干较之水金两治汤证更重。方用熟地黄、麦冬各二两，大剂量滋肾水，养肺阴，如大雨滂沱，既解燥竭，又可止嗽，但不可久服。上热明显者，还是应该用水金两治汤；下寒明显者，可以用八味地黄汤。临床常以水金两治汤开路，以八味丸善后。

【原文】岐伯曰：命门水火虽不全属于肾，亦不全离乎肾也。盖各经之水火均属后天，独肾中水火则属先天也。后天火易旺，先天火易衰。故命门火微，必须补火，而补火必须补肾，又必兼水火。补之正，以命门之火可旺，而不可过旺也。火之过旺，水之过衰也。水衰不能济火，则火无所制，必焚沸于十二经，不受益而受损矣。故补火必须于水中补之。水中补火则命门与两肾有既济之欢，分布于十二经亦无未济之害也。少师曰：命门之系人生死甚重，《内经》何以遗之？岐伯曰：未尝遗也。主不明则十二官危。所谓主者，正指命门也。七节之旁有小心。小心者，亦指命门也。人特未悟耳。少师曰：命门为主，前人未言何也，岐伯曰：广成子云：窈窈冥冥，其中有神。恍恍惚惚，其中有气。亦指命门也。谁谓前人勿道哉。（《外经微言·命门真火》）

【阐释】后世常诟病陈士铎过用温补，其实陈氏非常明确地指出，虽然命门之火因为是先天之火，容易式微，确实需要补火，但补火的方式、补火的程度，才是最关键的，一是必须于补水之中补火，二是不可补过旺，反而受损。理论的提出，必须旗帜鲜明，所以有"无偏不成家"之说，但在实践中，真正的临床家恰恰是不偏不倚，恰到好处。另

陈士铎

外,《内经》虽是圭臬，但并非中医理论全貌，不能苛求古人面面俱到，算无遗策。医学理念就应该跟着时代发展，医学要解决的永远是当下以及未来的命题，"命门"概念的重塑，正是适应那个时代的产物。"命门"如此，"天癸"亦如此。

【原文】消渴之症，虽分上中下，而肾虚以致渴，则无不同也。故治消渴之法，以治肾为主，不必问其上中下之消也。吾有一方最奇，名合治汤。熟地三两，山茱萸二两，麦冬二两，车前子五钱，元参一两，水煎服。日日饮之，三消自愈。此方补肾而加清火之味，似乎有肾火者宜之，不知消症非火不成也，我补水而少去火，以分消水湿之气，则火从膀胱而出，而真气仍存，所以消症易平也，又何必加桂、附之多事哉。惟久消之后，下身寒冷之甚者，本方加肉桂二钱，亦响应异常。倘不遵吾分两，妄意增减，亦速之死而已，安望其有生哉。消渴之症虽有上中下之分，其实皆肾水之不足也。倘用泻火止渴之药，愈消其阴，必至更助其火，有渴甚而死者矣。治法必须补肾中之水，水足而火自消。然而此火非实火也，实火可以寒消，虚火必须火引，又须补肾中之火，火温于命门，下热而上热顿除矣。方用引火升阴汤：

元参二两，肉桂二钱，山茱萸四钱，熟地一两，麦冬一两，北五味子一钱，巴戟天五钱，水煎服。

此方大补肾中之水，兼温命门之火，引火归原而水气自消，正不必止渴而渴自除，不必治消而消自愈也。《石室秘录·内伤门》

【阐释】陈士铎认为消渴证虽习分上中下三消，但其实病根均为肾水不足，因此治疗当以补肾水为主，处方合治汤、引火升阴汤。二方皆从肾论治，熟地黄、山茱萸大补肾水；肉桂、巴戟天温命门火；麦冬、五味子助肺金之气，金生水，以生肾水；元参去浮游之火，车前子分利水势。

【原文】下元虚寒，复感寒湿，腰肾重痛，两足无力，人谓肾痹。肾虽寒脏，中原有火，有火则水不寒，风寒湿无从而入。人过作强，先天之水日日奔泄，火亦随流而去，使生气之原竟成藏冰之窟，火不敢敌寒，寒邪侵之。寒既入，以邪招邪，风湿又至，则痹症生。法不必去邪，惟在补正。补正，补肾火也。火非水不长，补火必须补水。但补水恐增湿，风寒有党，未能遽去。然肾火乃真火也，邪真不两立，故补真火实制邪火也。况水中有火，何湿不去。最难治者，水邪即去，风寒不治自散。用肾痹汤：

白术一两，枣皮、茯苓、苡仁、骨皮五钱，杜仲三钱，肉桂一钱，附子、防己五分，石斛二钱。

二十剂全愈。妙在补水少，去湿多，况并未补水，于水中补火，火无太炎；于水中祛寒，寒无太利。寒湿既去，风又安能独留？又有防己祛邪，故风寒湿尽去。(《辨证奇闻·痹证》)

【阐释】《素问·痹论》载："肾痹者，善胀，尻以代踵，脊以代头。"肾痹之证，多由骨痹日久不愈而复感外邪所致，治宜补肾蠲痹。陈氏专拟肾痹汤养阴补肾，兼以利湿。本方以补益为主，又兼祛邪，即他自谓"于水中补火，火无太炎；于水中祛寒，寒无太利"，故能取效。

【原文】经后期来甚多，人谓血虚，不知非也。盖后期来少，血寒不足；后期来多，血寒有余。经水虽本于肾，其流则脏腑之血皆归。故经来诸血尽来附益，以径开门启，不遑迅合，血乘而出也。血既出，则成不足。宜于补中温之，非后期俱不足也。用温经摄血汤：

白芍、熟地一两，川芎、白术五钱，肉桂、柴胡五分，续断一钱，北味三分。

二十剂调。此大补肾、肝、脾之精血，加肉桂去寒，柴胡解郁。补中有散，散不耗气；补中有泄，泄不损阴。故受补益，收温功。凡经后来俱效，诚调经摄血妙剂。倘元气虚，加参一二钱。(《辨证奇闻·调经》)

【阐释】月经过多，一般多从凉血止血施治，陈氏却以温补之法，洵为卓识。因肾为经水之本，脾为经水之源，脾肾得以温补，经水自能安宁，即补益摄血之法。方中尚可加补肾固摄之品，如肉苁蓉、仙茅、仙灵脾、杜仲、续断、桑寄生、山萸肉等。

陈士铎

【原文】严冬忽感阴寒，唇青身冷，手足筋脉拘急，吐泄，心腹痛，囊缩，指甲青，腰艰俯仰，此阴寒中脏。中脏重于中腑，寒入五脏，似宜分治，然不必分，直温命门火，诸脏寒尽散。盖命门为十二经主，主不亡，心君无下殿；肝木无游魂，肺金不为魄散，脾土不崩解。惟命门既寒，阳为阴逼，越出肾外，五脏不能独安，各随阳而俱遁。故中脏不必治五脏，温命门寒邪可解。虽然，五脏苟虚，大兵到处，扫荡群妖，苟无粮草，何以供命？此命门宜温，五脏之气亦当补。用荡阴救命汤：

人参一两，白术、熟地、附子、茯神三钱，肉桂一钱，枣皮二钱。

水煎服。一剂阳回，再剂全愈。何神速？盖寒入五脏，由命门阳外出，一回其阳，寒气不留于脏。方用参、术为君，似救心、脾，附、桂、枣皮，肾亦救之，肺肝独缺，何以斩关直入，回阳顷刻？不知五脏为寒邪所犯，大约犯肾之后即犯脾、犯心，至犯肝、肺者无多。故专固心肾脾，肝肺已寓。况参、附并用，无经不达，有肺肝不入乎？况补肝、补肺皆收敛药，祛邪使出，乌可留邪使入？倘用收敛补肝肺，反制参、附之手，不迅荡阴。此用药不杂，有秘义也。或曰：收敛既不可以补肝肺，岂熟地、枣皮又可补肾？嗟呼！此又不通之论也。肾中水火原不相离，附、桂大热回阳，未免肾中干燥，与其回阳后补肾水以济阳，何如用火之时防微之为得。所以少用熟地、枣皮于附、桂中，以制火横。且火得水归源，水招火入宅。（《辨证奇闻·中寒》）

【阐释】陈氏认为命门为十二经之主，故命门之火，宜补而不宜泻。既然重视命门的作用，临证也就特别注重对命门的辨证。所以，温补命门是他特别关注和常用的治疗方法，此方即是其例。

五、代表性方剂

1. 引火汤

熟地一两，元参一两，白芥子三钱，山茱萸四钱，北五味二钱，山药四钱，茯苓五钱，肉桂二钱，水煎服。一剂而痰声静，痛顿除，肿亦尽消，二剂全愈。盖熟地、山茱萸、五味之类，纯是补肾水圣药，茯苓、山药又益精而利水，助肉桂之下行，元参以消在上之浮火，白芥子以消壅塞之痰，上焦既宽，而下焦又得肉桂之热，则龙雷之火有不归根于命门者乎。一剂便生，真有鬼神莫测之机，又胜于八味地黄汤也。倘喉肿闭塞，勺水不能下，虽有此神方，将安施乎。我更有法，用附子一个，破故纸五钱，各研末，调如糊作膏，布摊如膏药，大如茶钟，贴脚心中央，以火烘之一时辰，喉即宽而开一线路，可以服药矣，又不可不知此妙法也。(《石室秘录·喉痛》)

【按】本方主治虚火上浮所致的咽喉忽肿作痛，生双蛾者，饮食不能下等。据陈氏自谓该虚火"乃肾火不藏于命门，浮游于咽喉之间，其症亦如实火，惟夜重于日，清晨反觉少轻。若实火清晨反重，夜间反轻。实火，口燥舌干而开裂；虚火，口不甚渴，舌滑而不裂也。以此辨症，断不差错"。此种虚火，不能以治实火之法治之而用寒凉，也不可用发散之品。如果只补肾水，虽水能制火，可以少差，而火势太盛，不易制伏，故宜于水中补火，则引火归原而火势顿除。其关键病机是元阳虚衰、虚火上浮。现代临床应用广泛，如李可归纳引火汤应用指征有 5 条：①双膝独冷，上下温度如常，独膝盖部其冷如冰；②来势暴急跋扈，如迅雷闪电，顷刻生变；③随阴阳盛衰之年节律、日节律演变，天人相应现象最著，如冬至阳生则病，春令阳升转重，夏至阴生渐缓，日出病作，日中病甚，日落病缓，入夜自愈；④热势轰轰，或由脚底，或由脐下，上攻头面，误用苦寒直折则危；⑤不渴尿多，渴喜热饮。加肉桂粉 1.5g（刮去粗皮研粉蒸烂小米为丸药前先吞）引无根之火降而归肾，见效尤速（引自《李可老中医急危重症疑难病经验专辑》山西科学技术出版社 2005 年版）。李荣光在《成都中医学院学报》1981 年第 8 期报道，运用引火汤治疗阴证喉蛾、鼻衄、口腔溃疡、外伤性癫痫等，均获满意疗效。并经实践证明，单用引火汤不能胜任，一经加入附子则疗效显著，佐以牛膝引血下行，如脾虚者加砂仁，上热盛者加少许黄连，疗效亦可大大提高。高飞在《山东中医药大学学报》2007 年第 6 期介绍引火汤临床应用体会，认为引火汤所见脉象必按之无力或空虚，

陈士铎

· 189 ·

或寸浮尺弱，是谓无根之脉，为龙火不藏或虚阳浮越之象；脉形或大或芤，大是散漫之象，芤同无根之义；亦有脉细者，亦按之无力，乃阴阳两虚之象，多见于素体阴虚，阴虚及阳者。王倩等在《中国民间疗法》2022年第8期报道，运用引火汤治疗下肢动脉硬化闭塞症，并对引火汤进行方药辨证及药理分析，认为引火汤治疗肾阴亏损、阴不潜阳、阳越于上所致的脱疽，通过调治肾之阴阳，使上浮龙雷之火归于肾宫，虚火不亢于上，真火不亏于下，引火下行以温四肢，四肢得以温养，则气血运行通畅，脱疽之证得以缓解。刘要武在《实用中医药杂志》2019年第12期报道，运用引火汤治疗三叉神经痛、复发性口疮、牙龈出血等症，均获良效。段益文等在《江苏中医药》2020年第7期报道，临床应用引火汤辨证治疗阴虚火旺之失眠，取得了显著的疗效。陈隐漪等在《湖南中医杂志》2018年第7期介绍，应用引火汤治疗辨证为阴虚阳亢、虚火上炎之眩晕、头痛、不寐、中风、颤证等脑系疾病，均取得了良好的治疗效果。张睿等在《天津中医药大学学报》2018年第4期报道，运用引火汤治疗失眠伴抑郁症状、胃胀、瘿瘤、痤疮等，获得较好的疗效。鲁玛等在《中国乡村医药》2018年第4期报道，运用引火汤合交泰丸治疗复发性口腔溃疡3则，均获愈。王曼等在《中医临床研究》2023年第8期报道，用引火汤加减治疗中青年高血压病，获得良效。张瑶等在《现代中医临床》2023年第2期报道，认为引火汤可滋阴潜阳、引火下行、交通心肾、阴阳同治，与不寐心肾不交证的病机相契合。临床治疗不寐时，可根据病情对引火汤进行适当加减以增强疗效。秦娇在《中国中医药现代远程教育》2022年第16期报道，应用引火汤作为基础方加减治疗老年慢性病，包括高血压病、冠心病、心律失常、心功能不全及心脏神经官能症时，效果明显。

2. 济火神丹

肉桂三钱，熟地一两，山萸五钱，五味二钱，茯苓五钱，山药一两，肉果二枚，白术一两，芡实五钱，水煎服。(《辨证玉函·吐症》)

【按】本方功能温补肾阳，主治阳虚之吐证。一般吐证之因有阴阳之别。如吐而有声，或痛者，阳症。如吐而无声，又纯是清水，或今日饮食而明日尽情吐出者，阴证。其鉴别之处，看舌之滑与燥。大凡阳证口必渴，而舌必燥；阴证口不渴，而舌且滑也。肾火虚衰则脾无火养，食留脾中，下不能化，自然上涌而吐。法当温补命门之火，使火生水中，然后土生火内。陈氏自谓："盖阴病之吐，其来非一日矣。不大补之，则阴不能生，而阳不能化，或求速效再加人参三钱十方中，可减十分之二。"娄灿荣在《中国民间疗法》2000 年第 12 期报道，运用济火神丹原方治疗 1 例 38 岁反胃呕吐女性患者，1 剂后患者诉服药后进食虽仍有腹胀，但可忍住未吐出。药已中的，再投原方 3 剂，腹胀逐日减轻，精神明显好转。再予 3 剂后诸症基本消除。随访 10 年未复发。沈波等在《河北中医》2021 年第 2 期报道，运用加味济火神丹联合雷贝拉唑钠肠溶胶囊治疗中虚气逆型反流性食管炎（RE）31 例，可改善患者中医症状，提高胃肠激素 GAS 和 MTL 水平，降低炎症因子 TNF-α 和 IL-6 水平，提高临床疗效，且复发率低。

3. 奠土汤

白术一两，茯苓一两，砂仁五分，山药一两，人参五钱，萝卜子二钱，附子三分，半夏一钱，破故纸一钱，水煎服。

此方白术、茯苓、人参，皆健脾之圣药，附子、破故纸，助命门之神品；山药补肾之奇味，砂仁、半夏，醒脾之灵丹，而萝卜子又分清浊之妙剂也。一二服便能止泻，不必多用。然多用亦无妨碍，自能回阳于既危，生阴于将绝。(《辨证录·大泻门》)

【按】本方主治命门火衰导致脾气虚而出现的"饥渴思饮食，食下腹便觉满闷，必大泻而后快，或早或晚，一昼夜数次以为常，面色黄瘦，肌肉减削"等。张坚等在《中医杂志》2002 年第 12 期报道，运用奠土汤治疗胃癌术后倾倒综合征 17 例，为防虚不受药，采用浓煎、少量多次之服药方法，较之单纯适应性恢复措施疗效提高，疗程缩短，从而有利于化疗尽早顺利进行，提高远期疗效。沈华等在《浙江中医杂志》2022 年第 8 期报道，应用奠土汤加味辅助治疗老年晚期结肠癌脾肾阳虚证患者 31 例，近期疗效更佳，有助于中医证候症状的好转，降低毒副反应。宋倩红等在《新中医》2023 年第 2 期报道，在西医常规治疗基础上应用奠土汤加味联合艾灸治疗脾肾阳虚证腹泻型肠易激综合征 58 例，可进一步改善患者的症状体征及中医证候，从而提高治疗效果。

4. 温土毓麟汤

巴戟天一两，覆盆子一两，白术五钱，人参三钱，神曲一钱，山药五钱，水煎服。

连服一月，可以种子。盖所用之药，既能温命门之火，又能温心包之火，火旺则脾胃无寒冷之虞，自然饮食多而善化，气血日盛而带脉有力，可以胜任愉快，安有不玉麟之毓哉？（《辨证录·受妊门》）

【按】本方主治因心肾之虚寒导致的脾胃虚寒所出现的妇人素性恬淡，饮食用少，多则难受，作呕作泻，胸饱闷胀等证。陈士铎认为："胃土非心火不生，脾土非肾火不化，心肾之二火衰，则脾胃失其生化之权，即不能传化水谷以化精微矣。脾胃即失生化之权，不能化水谷之精微，自无津液以灌注于胞胎，欲胞胎有温暖之气，以养胎气，必不得之数也。纵能受胎，而带脉之间断然无力，亦必坠落者也。"故治法当温补其脾胃，但"脾之母在于肾之命门，胃之母在于心之包络，温补脾胃，必须温补二经之火，盖母旺而子不弱，母热而子不寒也"。徐嵘在《湖北中医杂志》2008 年第 11 期报道，应用温土毓麟汤加减治疗妊娠合并消化性溃疡，疗效优于对照组，复发率低于对照组。王青在《内蒙古中医药》2011 年第 21 期报道，应用温土毓麟汤加味治疗经前期漏红46 例，疗效显著优于对照组。

5. 心肾两交汤

人有得怔忡之症，日间少轻，至夜则重，欲思一睡熟而不可得者。……熟地一两，山茱萸八钱，人参五钱，当归五钱，炒枣仁八钱，白芥子五钱，麦冬五钱，肉桂三分，黄连三分，水煎服。（《辨证录·怔忡门》）

【按】本方功能交通心肾，肾水不足所致的心不交肾，即陈氏所谓"凡人夜卧则心气必下降于肾宫，惟肾水大耗，一如家贫，客至无力相延，客见主人之窘迫，自然不可久留"，故方中重用熟地、山茱萸大补肾水。但是"肾水既足，而心气若虚，恐有不相契合之虞"，故又在方中加入补益心气心血之品。心肾并补，滋肾水以治本，兼能上济偏亢之心火；养心气心血，宁心定悸安神以治标。肉桂、黄连组成即为交泰丸，妙在白芥子一味，能祛除扰心之痰涎。临床运用时，如滑精早泄者加金樱子、五味子、煅龙骨、煅牡蛎以收敛固涩，涩精止遗。潮热盗汗严重者加地骨皮以清热除蒸止汗。腰酸腰痛者加杜仲以补肾强腰。若相火妄动，可加知母、黄柏；遗精滑泻重者，可加龙骨、牡蛎、金樱子。张蕴慧在《中西医结合心脑血管病杂志》2004 年第 8 期介绍了周次清教授以心肾两交汤治疗心血管疾病如室性早搏、心血管神经症等，取得较好的疗效。郭学军在《中国老年保健医学》2009 年第 6 期报道，运用心肾两交汤治疗频发房早 60 例，随机分为两组，治疗组 30 例，予以心肾两交汤每日 1 剂，水煎服，每日 2 次，早晚分服；对照组 30 例，予以美托洛尔 12.5mg 口服，每日 2 次，多塞平 12.5mg，每晚 1 次。两组均治疗 4 周。结果两组患者的症状、体征、心电图均有不同程度改善，但治疗组改善优于对照组。

6. 交合汤

人参五钱，熟地二两，黄连三分，肉桂五分。治怔忡。水煎服。（《辨证录·怔忡门》）

【按】本方功能滋阴降火，交通心肾，主治怔忡。陈士铎指出："心不交于肾，则日不能寐；肾不交于心，则夜不能寐。""心肾交于顷刻，又何梦之不安乎？"方中以黄连清心火，肉桂引火归原以暖肾气；人参、熟地益气滋阴，补心肾之亏损。药仅四物，配伍严谨，妙在交合阴阳、交通心肾。苏琳等在《中国中医药现代远程教育》2020 年第 23 期报道，运用交合汤治疗心血管神经症、室性早搏、心绞痛等疾病，取得了满意疗效，且临床研究表明，交合汤既可以改善患者的心脏症状，同时又能缓解患者的焦虑、抑郁情绪，非常适合双心疾病的治疗。

7. 逐痹丹

人参一钱，茯苓五钱，肉桂三分，升麻五分，甘草一钱，薏仁一两，神曲五分，白术五钱。水煎服，一剂而湿去，二剂而风寒亦散也。

陈士铎

（《辨证录·痹症门》）

【按】本方主治之证，按陈氏自述为"两足牵连作痛，腹又微溏，人不能寐，卧倒足缩，而不能伸、伸则愈痛者，人以为寒湿之成痹也，谁知是风寒湿同结于大肠乎"。本方所致痹症以湿为多。"水湿最难分消，治其难而易者更易。况治湿之中，不伤元气，则大肠自有传化之妙力，能使风寒随湿而同解"。辛月坤在《中医杂志》2001年第1期报道，运用逐痹丹治疗痛风、鱼鳞病，获得较好的疗效。

8. 生髓育麟丹

人参六两，山茱萸十两，熟地一斤，桑椹干者一斤，鹿茸一对，龟胶八两，鱼鳔四两，菟丝子四两，山药十两，当归五两，麦冬六两，北五味三两，肉苁蓉六两，人胞二个，柏子仁二两，枸杞子八两，各为细末，蜜捣成丸。每日早晚时用白滚水送下五钱。（《辨证录·种嗣门》）

【按】本方功能填补阴精、温养肾气，以及兼养五脏，滋充精源，主治男子过劳心力，极意房帏，以致精髓亏损而致精少不育者。症见男子精少，泄精之时，只有一两点，不能生子。方中鹿茸、紫河车、鱼鳔、龟甲胶为血肉有情之品，能补肾填精；熟地、山药、山茱萸、枸杞子、桑椹、肉苁蓉补肝肾、益精髓；人参、麦冬、五味子、柏子仁益气养阴、宁心安神；当归养血活血。诸药互相配合，共奏滋肾填精与补益气血之功。现代临床广泛地用于男子不育症（精气虚衰）以及因性生活频繁产生的精血亏损所致精少不育、阳痿、早泄、遗精诸症，症见面色无华、头晕耳鸣、身倦神疲、腰膝酸软、心悸健忘、惊恐气怯、夜卧不宁、舌淡红少苔、脉细无力或结代、精子化验有精子异常等，效果较好。陈仁庆在《湖北中医杂志》1987年第1期报道，以生髓育麟丹治疗精子数少、不射精、精少症合并不射精3例患者，疗效满意。

9. 防眩汤

人参三钱，白术一两，当归一两，熟地一两，川芎五钱，白芍一两，山茱萸五钱，半夏三钱，天麻二钱，陈皮五分，水煎服。

此方单治气血之虚，不治头目之晕。盖气血足则阴阳和，阴阳和则邪火散，又何虑晕眩之杀人哉。多服数剂，受益无穷，不可见一二剂不能收功，便弃之而不用也。

【按】本方被清·刘清臣《医学集成》、清·鲍相璈《验方新编》及民国·曹颖甫《金匮发微》所收录，其功能益气补血，主治多种疾病如高血压病、脑动脉硬化症、内耳性眩晕、椎-基底动脉供血不足、颈椎病性眩晕等，凡中医辨证为气血亏虚所致的眩晕。方中以人参、白术健脾益气，熟地黄、山茱萸补益肝肾，滋水涵木，当归、白芍、川芎养血活血，同时川芎配人参补气活血而引血上行头目，陈皮、半夏理气祛痰，天麻祛风通络，平肝息风，为治眩之要药，全方精气血共补兼祛风与痰，对于因气血亏虚而造成的眩晕效果显著。同时陈士铎又强调必须常服久服才能收到更好的疗效。宋毅鹏等在《中国中医药现代远程教育》2015年第6期报道，运用防眩汤治疗眩晕症87例，结果显示，眩晕残障指数显著降低，临床症状得到明显改善，认为本方药可调节脾、肾、肝等脏腑功能、平衡阴阳，标本兼治，疗效可靠，可临床推广应用。

10. 援绝神丹

白芍二两，当归二两，枳壳二钱，槟榔二钱，甘草二钱，滑石末三钱，广木香一钱，萝卜子一钱。水煎服，一剂轻，二剂止，三剂痊愈。

【按】本方功效养血和血，行气祛湿，主治休息痢，又称久痢，是痢疾在急性期治疗不当或失治，而致下痢日久不愈，时发时止，或轻或重，每因饮食不慎或受惊而诱发。陈士铎自谓："欲补其气，则邪气转加；欲清其火，则下行更甚。此时惟有因势利导之法，可行于困顿之间。或疑人已气虚血败，更加利导，必致归阴，不知邪气一刻不去，则正气一刻不安。古人之痢疾无止法，信不诬也。"(《石室秘录·痢疾》)"此方妙在用白芍、当归至二两之多，则肝血有余，不去制克脾土，则脾气有生发之机，自然大肠有传导之化。"(《石室秘录·通治法》)方中未用补气药物，而是重用当归、白芍，以养耗伤之阴血，且当归性滑，而"痢疾最喜其滑"，此又有寓通于补之意；选用"枳壳、槟榔消逐其湿热之邪""滑石、甘草、木香调和于迟速之间，更能不疾不徐，使瘀滞之尽下，而无内留之患也"，由此观之，陈士铎的这种配伍方式与刘完素的芍药汤中"行血则便脓自愈，调气则后重自除"之旨有异曲同工之妙。"尤奇者，在用萝卜子一味，世多不解。盖萝卜子味辣，而能逐邪去湿，而又能上下通达，消食利气，使气行于血分之中，助归、芍以生新血，而祛荡其败瘀也"，且"少加甘草以和中，则无过烈之患"。现代名医蒲辅周在其专著中也对此方有较高评价："治疗休息痢效果很好，余患慢性痢疾 8 年，用补中益气汤加减无效，后用此方而愈，继用于某些患者亦效。"上海名老中医裘沛然先生在《壶天散墨》中两次推荐，盛赞该方疗效神奇，此外也有运用援绝神丹治疗久治不愈的痢疾、腹泻而取得良好疗效的文献报道。冯志鹏在《山东中医杂志》2009 年第 10 期介绍，运用援绝神丹治疗休息痢 1 例，取得较好的疗效。

11. 引龙汤

玄参三两，肉桂三钱，山茱萸四钱，北五味一钱，麦冬一两。水煎服。（《辨证录·消渴门》）

【按】本方功能滋养肾阴，引火归原。原书为治下寒之极，逼火上浮，致成"消渴之症，小便甚多，饮一溲一，口吐清痰，投之水中，立时散开，化为清水，面热唇红"等。方中重用玄参滋肾水而降火，肉桂引火归原，山萸、五味子补肾固涩阴精。消渴多由肾阴久亏，阴精大耗，龙雷之火上炎，火游于肺而上渴，火游于胃而中饥，火灼阴精，阳强无制，阴不内守，而小溲浑浊如膏，真精遂泄，而成下消症。用引火归原而使龙雷火降，归之于肾。陈士铎在《辨证录》中指出："论此等消渴，仲景张夫子肾气丸最妙。世传肾气丸，乃张夫子定之，以治汉帝之消渴者也。然而肾气丸止可治消渴已痉之症，不能治消渴初起之症也。"引龙汤"较肾气丸治下消之症，效更神速"。现代临床常用于糖尿病尿崩症属精血亏损，阳失所附，下寒之极，使下元龙雷之火浮越于上者。杨灵生在《中国民间疗法》1999 年第 11 期报道，运用引龙汤加味治疗老年性糖尿病 36 例，取得了较满意的效果。张耀夫等在《北京中医药》2020 年第 11 期报道，用引龙汤治疗糖尿病龙火上燔、寒水泛溢证 1 例，临床获得佳效。

12. 安寐丹

心经之病，怔忡不寐等证，乃心血少也。方用人参三钱，丹参二钱，麦冬三钱，甘草一钱，茯神三钱，生枣仁五钱，熟枣仁五钱，菖蒲一钱，当归三钱，五味子一钱。水煎服。

此方之妙，妙在生、熟枣仁各五钱，而以诸补心之药为佐使。盖枣仁乃安心止不寐之圣药，生用使其日间不卧，熟用使其夜间不醒也。日夜既安，则怔忡自定，又何必用虎睛、琥珀、丹砂之多事哉。(《石室秘录·正医法》)

【按】陈士铎认为不寐病位在心、肝，属心和肝经之病，心肝之血滋养不利致神明失养而引起失眠，故治疗当培元固本、养心安神。方中人参大补元气为君，配伍酸枣仁、当归补心血，麦冬养心阴，茯神宁心神，甘草补脾益心气。该方治疗失眠关键是以"生熟枣仁同用"，《药品化义》载："枣仁，仁主补，皮益心血，其气炒香，化为微温，藉香以透心气，得温以助心神。……又取香温以温肝、胆，若胆虚血少，心烦不寐，用此使肝、胆血足，则五脏安和，睡卧得宁。"现代临床报道均说明了安寐丹治疗失眠的有效性。如姚树汉在《实用中医内科杂志》2008年第8期报道，运用安寐丹加减治疗中老年失眠患者效果明显。王荣生在《中国现代药物应用》2008年第17期报道，运用安寐丹加味治疗失眠52例，总有效率90.38%。张金锁等在《山西中医》2002年第6期报道，运用安寐丹治疗失眠患者20例，总有效率为90%。

13. 取渊汤

辛夷二钱，当归二两，柴胡一钱，炒栀子三钱，玄参一两，贝母一钱。水煎服。一剂涕减，再剂涕又减，三剂病痊愈。(《辨证录·鼻渊门》)

【按】本方功能清胆宣肺而通鼻窍，主治鼻渊。症见流浊涕，经年累月不止，如流泉水，甚则涕出腥臭，并伴有头额胀痛、鼻塞不利、香臭难辨等。陈士铎认为"胆属阳而头亦属阳，胆热不能久藏，必移热上走于头。脑在头中，头无藏热之处，遇穴即入，寻窍而出，乃顺趋于鼻"，故他从"胆移热于脑"的论点出发而创制本方。方中辛夷入胆，

陈士铎

引当归以补脑之气血，引元参以解脑之虚火，加柴胡疏胆之郁结。鼻渊相当于现代医学鼻炎、鼻窦炎，临床应用疗效较好。黄志勇在《云南中医学院学报》2007年第4期报道，用取渊汤加减治疗慢性副鼻窦炎36例，治愈率66.7%，有效率86.7%。佘秀梅在《四川中医》2016年第2期报道，用取渊汤加减治疗急性鼻窦炎胆腑郁热证可显著改善患者临床症状，加快患者康复，提高临床治疗效果，且安全性高。路军锋等在《中医儿科杂志》2016年第1期介绍张士卿教授以取渊汤加减治疗小儿鼻渊，临床疗效显著。阮紫娟等在《广西中医药》2015年第2期报道，以取渊汤加用益气固表的玉屏风散，抗过敏的蝉蜕、地龙，治疗过敏性鼻炎取得了良好的疗效。

14. 补气消痰饮

人参三钱，白术五钱，茯苓三钱，熟地一两，山茱萸四钱，肉桂一钱，砂仁一钱，益智仁一钱，半夏一钱，陈皮五分，神曲一钱，水煎服。

此方治气虚而兼补肾水、肾火者也。肾中水火足，而脾胃之气自健，痰亦渐消矣。此方肥人可常用也。

【按】本方功能补气消痰，兼补肾水肾火。主治肥人气虚多痰。陈士铎认为肥人多痰应责之于气虚，虚则气不能营运而痰生之。他说："肥人多痰，乃气虚也，虚则气不运行，故痰生之。"强调肥胖与气虚痰湿内生关系密切。肥胖之人气虚不能运化，而致痰湿内阻。故善治痰者，不治其痰而治其气，气顺则一身之津液亦随气而顺。肥人多痰，亦为气虚之体，故治疗痰湿者当补其气，而后带消其痰，其中尤以健运脾气为关键。现代临床常用于治疗单纯性肥胖。李奥杰博士运用补气消痰饮治疗脾肾两虚型超重和单纯性肥胖62例，结果补气消痰饮治疗组综合疗效有效率与对照组比较有显著性差异，治疗组中医证候疗效与对照组比较有显著性差异，在中医症状改善方面也存在明显的差异。治疗后治疗组患者的体重、体质指数、腰围、血脂水平、脂联素水平均有明显改善，与治疗前相比有显著性差异。

《浙派中医丛书》总书目

原著系列

格致余论　　　　　　　　　　　规定药品考正・经验随录方
局方发挥　　　　　　　　　　　增订伪药条辨
本草衍义补遗　　　　　　　　　三因极一病证方论
丹溪先生金匮钩玄　　　　　　　察病指南
推求师意　　　　　　　　　　　读素问钞
金匮方论衍义　　　　　　　　　诊家枢要
温热经纬　　　　　　　　　　　本草纲目拾遗
随息居重订霍乱论　　　　　　　针灸资生经
王氏医案・王氏医案续编・王氏医案三编　　针灸聚英
随息居饮食谱　　　　　　　　　针灸大成
时病论　　　　　　　　　　　　灸法秘传
医家四要　　　　　　　　　　　宁坤秘笈
伤寒来苏全集　　　　　　　　　宋氏女科撮要
侣山堂类辩　　　　　　　　　　产后编
伤寒论集注　　　　　　　　　　树蕙编
本草乘雅半偈　　　　　　　　　医级
本草崇原　　　　　　　　　　　医林新论・恭寿堂诊集
医学真传　　　　　　　　　　　医林口谱六治秘书
医无闾子医贯　　　　　　　　　医灯续焰
邯郸遗稿　　　　　　　　　　　医学纲目
通俗伤寒论

专题系列

丹溪学派　　　　　　　　　　　针灸学派
温病学派　　　　　　　　　　　乌镇医派
钱塘医派　　　　　　　　　　　宁波宋氏妇科
温补学派　　　　　　　　　　　姚梦兰中医内科
绍派伤寒　　　　　　　　　　　曲溪湾潘氏中医外科
永嘉医派　　　　　　　　　　　乐清瞿氏中医眼科
医经学派　　　　　　　　　　　富阳张氏骨科
本草学派　　　　　　　　　　　浙江何氏妇科
伤寒学派

品牌系列

杨继洲针灸　　　　　　　　　　王孟英
胡庆余堂　　　　　　　　　　　楼英中医药文化
方回春堂　　　　　　　　　　　朱丹溪中医药文化
浙八味　　　　　　　　　　　　桐君传统中药文化